基层医师口袋书系列

中国慢性疾病防治基层医生诊疗手册
心血管病学分册
2016年版

Handbook of Prevention and Treatment of Non-Communicable Disease

—Cardiovascular

中国老年学和老年医学学会
中国老年学学会心脑血管病专业委员会 编著

系列丛书主编 胡大一

分册主编 胡大一

专家组成员 （按姓氏拼音排序）

白 融 陈步星 陈鲁原 党爱民

丁荣晶 方 全 高传玉 郭静萱

郭艺芳 华 琦 荆志成 李 勇

李虹伟 李拥军 聂绍平 沈珠军

孙艺红 王宁夫 杨新春 杨艳敏

张 萍 张新军 张宇清 朱 俊

北京大学医学出版社

ZHONGGUO MANXING JIBING FANGZHI JICENG YISHENG ZHENLIAO SHOUCE XINXUEGUANBINGXUE FENCE 2016 NIANBAN

图书在版编目(CIP)数据

中国慢性疾病防治基层医生诊疗手册. 心血管病学分册：2016年版/中国老年学和老年医学学会，中国老年学学会心脑血管病专业委员会编著. —北京：北京大学医学出版社，2016.12

ISBN 978-7-5659-1520-8

Ⅰ.①中… Ⅱ.①中…②中… Ⅲ.①慢性病—诊疗—手册②心脏血管疾病—诊疗—手册 Ⅳ.①R4-62 ②R54-62

中国版本图书馆CIP数据核字（2016）第279326号

中国慢性疾病防治基层医生诊疗手册　心血管病学分册2016年版

编　　著：中国老年学和老年医学学会
中国老年学学会心脑血管病专业委员会
出版发行：北京大学医学出版社
地　　址：（100191）北京市海淀区学院路38号
北京大学医学部院内
电　　话：发行部 010-82802230；图书邮购 010-82802495
网　　址：http://www.pumpress.com.cn
E - mail：booksale@bjmu.edu.cn
印　　刷：北京佳信达欣艺术印刷有限公司
经　　销：新华书店
责任编辑：高　瑾　　**责任校对**：金彤文　　**责任印制**：李　啸
开　　本：787mm×1092mm　1/32　**印张**：4.75　**字数**：85千字
版　　次：2016年12月第1版　2016年12月第1次印刷
书　　号：ISBN 978-7-5659-1520-8
定　　价：22.00元

序

以心血管疾病为主的慢性非传染性疾病已成为我国居民致死致残的主要原因，造成沉重的社会与家庭负担。加强慢性疾病防控，对改善我国居民健康状况、延长人均寿命、保证我国经济的可持续发展具有重要意义。目前，虽然大中型医院具有明显专业技术与人才优势，但约80%的心血管病患者的日常诊疗工作均由乡村与城镇社区的基层医疗机构所承担。因此，着力提高基层医务人员的专业技术水平对于改善我国慢性非传染性疾病的防治现状至关重要。

在此背景下，中国老年学和老年医学学会、中国老年学学会心脑血管病专业委员会、中国康复医学会心血管专业委员会、中国心脏联盟等学术机构组织专家，编撰了这部“中国慢性疾病防治基层医生诊疗手册”系列丛书。本系列中的《心血管病学分册》内容主要包括“如何防治高血压”“急性冠状动脉综合征（ACS）的抗血小板治疗”“心律失常处理”及“心血管科就诊患者的心理处方中国专家共识”四部分，其中涉及的几类疾病都是在基层医疗机构心血管内科最常遇到的病种。今后还将继续纳入其他常见疾病。在编写过程中，撰稿专家充分考虑基层医务人员和基层医疗机构的具体情况，注重实用性。希望本书能为基层医务人员的日常诊疗活动提供有益的支持。

由于本书成文时间较短，难免存在诸多不当之处，敬望读者不吝指正，以便我们在今后工作中不断改进。

中华预防医学会　副会长
中国控制吸烟协会　会长
中国老年学和老年医学学会心脑血管病专业委员会　主任委员
中国心脏联盟　主席
中国县医院联盟　主席
国际亚欧科学院　院士
北京大学人民医院心血管疾病研究所　所长

2016.8.15

目　　录

第二章　急性冠状动脉综合征（ACS）的抗血小板治疗 ··· 27

第一章

如何防治高血压?

近年来，高血压发病率逐渐上升，其主要危害在于导致心、脑、肾等靶器官损害，增加心血管疾病的发病率与死亡风险。高血压可防可控，对于血压正常的人群，只要采取积极合理的预防措施，就可使高血压的发生率下降80% 以上；即便已患高血压，只要改善生活方式并配合合理的药物治疗将血压长期控制在目标值以下，便可将靶器官损害的危险性降低至接近正常人水平。积极开展高血压防治工作具有重要意义。目前我国高血压患者的治疗率与血压达标率仍处于较低水平，着力加强高血压的防控对于遏制心血管病的流行趋势具有重要意义。大多数高血压患者病情较轻，很少需住院治疗，其诊断、治疗以及疗效监测多在门诊进行，基层医生在高血压防治工作中起着关键作用。

1. 高血压的诊断标准是什么?

在未使用降压药物的情况下，非同日 3 次测量血压，收缩压≥ 140 mmHg（1 mmHg = 0.133 kPa）和（或）舒张压≥ 90 mmHg 即可诊断高血压。根据血压升高水平，又进一步将高血压分为 1 级、2 级和 3 级（表 1-1）。若患者收缩压≥ 140 mmHg 且舒张压＜ 90 mmHg，则称为单纯收缩期高血压。

对此标准需做如下说明：若新发现患者血压升高且血压介于（140～179）/（90～109）mmHg，需安排患者重复测量血压，一般间隔 2 周左右。如非同日 3 次血压均≥ 140/90 mmHg 则诊断为高血压。若患者初诊时血压≥ 180/110 mmHg，应首先进行降压治疗，待血压得到初步控制后再进一步评估。

人体血压是一个不断波动的变量，许多内部或外部因素均可影响血压测量数值，因此高血压的诊断不应仅根据一次血压测量结果确定。对于既往无高血压病史者，需结合非同日 3 次血压测量数据确定高血压的诊断。若患者存在导致血压升高的暂时性诱因（如剧烈运动、情绪激动、急性感染等），需待相关诱因去除后再重新评估血压。24 h（或更长时段）动态血压监测有助于全面了解血压波动情况，并发现隐匿性高血压与诊室高血压，对于确立或排除高血压的诊断具有重要参照价值。家庭自测血压对于高血

表 1-1 血压水平的定义与分类

分类 *	收缩压（mmHg）		舒张压（mmHg）
正常血压	＜ 120	和	＜ 80
正常高值	120 ～ 139	和（或）	80 ～ 89
高血压	≥ 140	和（或）	≥ 90
1 级高血压（轻度）	140 ～ 159	和（或）	90 ～ 99
2 级高血压（中度）	160 ～ 179	和（或）	100 ～ 109
3 级高血压（重度）	≥ 180	和（或）	≥ 110
单纯收缩期高血压	≥ 140	和	＜ 90

* 当收缩压和舒张压分属于不同级别时，以较高的分级为准；1 mmHg = 0.133 kPa

压的诊断亦有很大帮助。由于动态血压监测与家庭自测血压的技术方法以及诊断标准尚待统一，因此目前仍以诊室血压测量作为诊断高血压的主要依据。

2. 什么是正常血压与正常高值?

依照 2010 年第 3 版《中国高血压防治指南》，18 岁以上成年人的正常血压为收缩压＜ 120 mmHg，且舒张压＜ 80 mmHg。若收缩压为 120 ～ 139 mmHg 和（或）舒张压 80 ～ 89 mmHg，则称之为正常高值。

正常高值血压也称为高血压前期。因为当血压超过 120/80 mmHg 时，其心血管受损害的危险性已开始增加。如不积极干预，这部分人群未来将会有很大一部分发展成为高血压。

因此，血压处于正常高值的人群应被视为早期防治高血压的重点人群。这种血压水平的患者无需药物治疗，通过积极有效地改善生活方式可使多数高血压前期者免于发展为高血压。

3. 什么是原发性高血压与继发性高血压?

根据血压升高的原因可将高血压分为两类，即原发性高血压与继发性高血压。

原发性高血压又称为高血压病，这些患者一般无明确病因。临床上的高血压患者 90% 以上均属于原发性高血压。目前认为原发性高血压的发病是由遗传因素与环境因素相互作用导致的，是一种终身性疾病，多数患者需终身治疗。

继发性高血压是指有明确致病因素的血压升高，如肾上腺嗜铬细胞瘤、急慢性肾炎、原发性醛固酮增多症、睡眠呼吸暂停综合征、妊娠高血压综合征等。这些患者若去除导致血压升高的因素后其血压可恢复正常。

诊断原发性高血压前，需注意除外继发性高血压。很多临床症状与体征可能提示继发性高血压，例如肾炎史或贫血可能提示肾实质性高血压；存在肌无力、发作性软瘫或低血钾，常提示原发性醛固酮增多症；有阵发性头痛、心悸、多汗可能提示嗜铬细胞瘤；夜间打鼾者需注意筛查睡眠呼吸暂停综合征。经过多种药物充分治疗后血压不能满意控制的难治性高血压患者也需注意筛查是否为继发性高血压。

4. 应选择哪一侧上臂测量血压？两侧上臂的血压测量值相同吗?

健康成年人双侧上肢的血压测量值之间可有所差异，可能左侧高于右侧，也可能右侧高于左侧，但多数人的两侧上臂血压差值不超过 20 mmHg。

若两侧上臂血压测量值差异过大，需注意筛查血压较低一侧的大动脉有无狭窄性病变。初次就诊的患者应同时测量双侧上臂血压。双侧血压测量值不同时，建议以血压较高一侧的血压读数作为诊断与疗效评估的依据。

5. 如何规范化测量血压?

规范化测量血压在高血压的诊断与疗效监测中至关重要。然而，在临床实践中许多医务人员测量血压的方法并不规范，因而不能准确评估患者病情。测量血压时应注意以下几点：

选择符合计量标准的血压计。

使用大小合适的袖带：袖带气囊至少应包裹 80% 上臂。大多数人的臂围 25 ～ 35 cm，应选用长 35 cm、宽

12～13 cm 规格气囊的袖带，肥胖者或臂围大者应使用大规格袖带，儿童使用小规格袖带。

被测量者至少安静休息 5 min，测量前 30 min 内禁止吸烟或饮咖啡，应排空膀胱。

被测量者取坐位，裸露上臂并与心脏处在同一水平，首次就诊时应测量左、右上臂血压，特殊情况下可取卧位或站立位。

将袖带紧贴缚在被测量者的上臂，袖带的下缘应在肘弯上 2.5 cm。将听诊器头置于肱动脉搏动处。

测量时快速充气，使气囊内压力达到桡动脉搏动消失后再升高 30 mmHg，然后以恒定的速率（2～6 mmHg/s）缓慢放气。对心率缓慢者，放气速率应更慢些。

在放气过程中仔细听取柯氏音，观察柯氏音第Ⅰ时相（第一音）和第Ⅴ时相（消失音）水银柱凸面的垂直高度。收缩压读数取柯氏音第Ⅰ时相，舒张压读数取柯氏音第Ⅴ时相。＜12 岁儿童、妊娠妇女、严重贫血、甲状腺功能亢进、主动脉瓣关闭不全及柯氏音不消失者，以柯氏音第Ⅳ时相（变音）读取舒张压。

为保证测量结果精确，患者首次就诊时或调整治疗方案时应相隔 1～2 min 重复测量，取两次读数的平均值记录。如果收缩压或舒张压的两次读数相差 5 mmHg 以上，应再次测量，取三次读数的平均值记录。

6. 诊室血压测量与家庭自测血压有何优缺点？

血压测量主要在医疗机构由医务人员完成（称为诊室血压测量），但近年研究发现，这种模式有一定局限性。首先，仅在医疗机构测量血压在很大程度上限制了患者测量血压的频率，使得我们难以更为全面细致地了解其血压水平，特别是血压昼夜波动与血压变异性。此外，医院这一特定环境还可能对患者的血压水平产生一过性影响，导致白大衣性高血压（或称诊室高血压），仅依靠诊室血压可能导致部分患者的血压分类错误。另一方面，又可能使那些在诊室血压正常但在其他环境血压升高（隐匿性高血压）的患者不能得到诊断和治疗。须寻求其他可行的血压监测方式弥补诊室血压的这些不足。

近年来，随着我国居民经济状况与受教育程度的不断改善，许多高血压患者开始自备血压计并在家庭中自测血压。实践表明，采用家庭自测血压与诊室血压相结合的方式有助于我们更准确全面地评估患者的“真实”血压水平，并更密切监测降压治疗效果，值得进一步推广。但对于有条件在家庭中自测血压的患者及其家属应首先进行必要的培训，使其掌握正确的血压测量技术要领，指导其采用正确规范的方法测量血压，保证检测结果的可靠性。应选用符合计量标准的袖带式血压计，不宜使用腕式血压计，以免影响测量结果的准确性。应向患者强调，家庭自测血压的目的在于为医生提供更多信息，患者本人或其家属不应依照自测血压结果自行调整药物治疗方案。高血压患者的所有治疗均应在医生指导下进行，不经医生许可擅自更改治疗方案可能造成严重后果。

7. 动态血压监测有何优点与技术要求?

动态血压监测在高血压的诊断、评估与疗效监测中发挥着越来越重要的作用。《中国高血压防治指南》对于规范化应用动态血压监测技术提出如下要求：

使用经英国高血压协会（BHS）、医疗器械促进会（AAMI）和（或）欧盟高血压协会（ESH）方案验证的动态血压监测仪。

测压间隔时间可选择 15 min、20 min 或 30 min，通常夜间测压间隔时间可适当延长至 30 ～ 60 min，血压实测数应达到应测次数的 80% 以上，最好每小时有至少 1 个血压读数。

目前动态血压监测的常用指标是 24 h、日间和夜间的平均收缩压与舒张压水平，夜间血压下降百分率以及清晨时段血压的升高幅度。

动态血压监测也可用于评估降压疗效。主要观察 24 h、日间和夜间的平均收缩压与舒张压是否达到治疗目标，即 24 h 血压＜ 130/80 mmHg，日间血压＜ 135/85 mmHg，且夜间血压＜ 120/70 mmHg。

动态血压监测可诊断白大衣性高血压，发现隐匿性高血压，查找难治性高血压的原因，评估血压升高程度、短时变异和昼夜节律等。

诊室血压、家庭自测血压与动态血压用于高血压、白大衣性高血压和隐匿性高血压时的诊断阈值如表 1-2 所示。

表 1-2　诊室血压、家庭自测血压与动态血压用于不同血压状况时的诊断阈值（mmHg）

血压状况	诊室血压（mmHg）	家庭血压（mmHg）	动态血压（mmHg）
正常血压	＜ 140/90	＜ 135/85	＜ 130/80（24 h）或 ＜ 135/85（白昼）
高血压	≥ 140/90	≥ 135/85	≥ 130/80（24 h）或 ≥ 135/85（白昼）
白大衣性高血压	≥ 140/90	＜ 135/85	＜ 130/80（24 h）或 ＜ 135/85（白昼）
隐匿性高血压	＜ 140/90	≥ 135/85	≥ 130/80（24 h）或 ≥ 135/85（白昼）

注：1 mmHg ＝ 0.133 kPa

8. 高血压可根治吗?

临床上90%以上的高血压患者属于原发性高血压，难以确定明确病因，目前尚无根治方法，多数患者需终身治疗。近年来经常见到一些广告，称某些药物或器械“可根治高血压，使患者免于终身服药之苦”等，这类说法没有科学依据，是不负责任的虚假宣传。

9. 高血压患者的血压应降到什么水平?

按照现行的《中国高血压防治指南》，高血压患者应在4～12周内将血压控制在140/90 mmHg以下；合并糖尿病、肾病及既往有心肌梗死或卒中病史的患者，若能耐受，可将血压控制在130/80 mmHg以下；年龄≥65岁的老年高血压患者可将收缩压降至150 mmHg以下，如能耐受可进一步降低至140 mmHg以下。

10. 如何进行生活方式干预?

积极改善生活方式适合于每位高血压患者，应被视为控制高血压的基石。有效改善生活方式可能使血压下降10～20 mmHg，可使部分轻度血压增高患者免于服用降压药物。对于血压显著升高、必须服药治疗的患者，改善生活方式则有助于增进降压药物的疗效、减少所需药物的剂量与种类。具体措施见表1-3。

11. 常用降压药物有哪些种类？

目前常用的降压药物主要有以下 5 类，即利尿剂、血管紧张素转化酶抑制剂（ACEI）、血管紧张素 II 受体阻滞剂（ARB）、钙通道阻滞剂（CCB）以及 β 受体阻滞剂（BB）。由于 α- 受体阻滞剂（如哌唑嗪、特拉唑嗪等）不良反应较多，并且靶器官保护作用较差，所以不再用作一线降压药物，但在某些患者（如难治性高血压、妊娠高血压、前列腺增生症者）仍可考虑使用。常用降压药物的剂量与不良反应见表 1-4、表 1-5。

表 1-3　高血压非药物治疗措施及效果
（摘自 2010 年《中国高血压防治指南》）

内容	目标	措施	收缩压下降范围
减少钠盐摄入	每人每日食盐量逐步降至 6 g	日常生活中食盐主要来源为腌制、卤制、泡制的食品以及烹饪用盐，应尽量少用上述食品。 烹调时尽可能用量具（如盐勺）称量所用的食盐。 用替代产品，如代用盐、食醋等。	2 ～ 8 mmHg
规律运动	强度：中等量，每周 3 ～ 5 次，每次持续 30 min 左右，每周不少于 150 min	运动形式可根据自己的爱好灵活选择，步行、快走、慢跑、游泳等均可。 应注意量力而行，循序渐进，运动的强度可通过心率反映，可参考脉率公式。 目标对象为没有严重心血管病的患者。	4 ～ 9 mmHg

续表

内容	目标	措施	收缩压下降范围
合理膳食	营养均衡	食用油，包括植物油（素油）每人＜ 25 g/d。 少吃或不吃肥肉和动物内脏。 其他动物性食品也不应超过 50 ～ 100 g/d。 多吃蔬菜，每日 400 ～ 500 g；水果 100 g。 每人每周可吃蛋类 5 个，适量豆制品或鱼类，奶类每日 250 g	8 ～ 14 mmHg
控制体重	体重指数（BMI）＜ 24 kg/m^2；腰围：男性＜ 90 cm； 女性＜ 85 cm	减少食物总摄入量。 增加足够的活动量。 肥胖者若非药物治疗效果不理想，可考虑辅助使用减肥药物	5 ～ 20 mmHg/减重 10 kg
戒烟	彻底戒烟； 避免被动吸烟	宣传吸烟危害与戒烟的益处。 为有意向戒烟者提供戒烟帮助。一般推荐采用突然戒烟法，在戒烟日完全戒烟。 戒烟咨询与戒烟药物结合。 公共场所禁烟，避免被动吸烟	—
限制饮酒	每天白酒＜ 50 g，葡萄酒＜ 100 ml，啤酒＜ 250 ml	宣传过量饮酒的危害；过量饮酒易致高血压和血压波动。 不提倡高血压患者饮酒，如饮酒要限量。 酗酒者逐渐减量；酒瘾严重者，可借助药物	2 ～ 4 mmHg

表 1-4　临床常用的降压药物（摘自 2010 年《中国高血压防治指南》）

口服降压药物	每天剂量（mg）	分服次数	主要不良反应
钙通道阻滞剂			
二氢吡啶类			踝部水肿，头痛，潮红
氨氯地平	2.5 ～ 10.0	1	
硝苯地平	10 ～ 30	2 ～ 3	
缓释片	10 ～ 20	2	
控释片	30 ～ 60	1	
左旋氨氯地平	1.25 ～ 5.00	1	
非洛地平缓释片	2.5 ～ 10.0	1	
尼群地平	20 ～ 60	2 ～ 3	
非二氢吡啶类			房室传导阻滞，心功能抑制
维拉帕米	40 ～ 120	2 ～ 3	
维拉帕米缓释片	120 ～ 240	1	
地尔硫䓬缓释片	90 ～ 360	1 ～ 2	
利尿药			
噻嗪类利尿药			血钾减低，血钠减低，血尿酸升高
氢氯噻嗪	6.25 ～ 25.00	1	
吲哒帕胺	0.625 ～ 2.500	1	
吲哒帕胺缓释片	1.5	1	
醛固酮受体拮抗剂			
螺内酯	20 ～ 40	1 ～ 3	血钾增高，男性乳房发育
β 受体阻滞剂			支气管痉挛，心功能抑制

续表

口服降压药物	每天剂量（mg）	分服次数	主要不良反应
比索洛尔	2.5 ～ 10.0	1	
美托洛尔平片	50 ～ 100	2	
美托洛尔缓释片	47.5 ～ 190.0	1	
阿替洛尔	12.5 ～ 50.0	1 ～ 2	
普萘洛尔	30 ～ 90	2 ～ 3	
α-β 受体阻滞剂			直立性低血压，支气管痉挛
拉贝洛尔	200 ～ 600	2	
血管紧张素转化酶抑制剂			咳嗽，血钾升高，血管性水肿
卡托普利	25 ～ 300	2 ～ 3	
依那普利	2.5 ～ 40.0	2	
贝那普利	5 ～ 40	1 ～ 2	
雷米普利	1.25 ～ 20.00	1	
培哚普利	4 ～ 8	1	
血管紧张素 II 受体阻滞剂			血钾升高，血管性水肿（罕见）
氯沙坦	25 ～ 100	1	
缬沙坦	80 ～ 160	1	
厄贝沙坦	150 ～ 300	1	
α 受体阻滞剂			直立性低血压
哌唑嗪	1 ～ 10	2 ～ 3	

表 1-5　临床常用的固定剂量复方制剂
（摘自 2010 年《中国高血压防治指南》）

名称	每片相应组分和剂量	用量（片）	用法（次/天）	相应组分的不良反应
复方利血平片	利血平 0.032 mg/ 氢氯噻嗪 3.1 mg/ 双肼屈嗪 4.2 mg/ 异丙嗪 2.1 mg	1～3	2～3	消化性溃疡，困倦
复方利血平氨苯蝶啶片	利血平 0.1 mg/ 氨苯蝶啶 12.5 mg/ 氢氯噻嗪 12.5 mg/ 双肼屈嗪 12.5 mg	1～2	1	消化性溃疡，头痛，血钾异常
复方阿米洛利	阿米洛利 2.5 mg/ 氢氯噻嗪 25 mg	1	1	血钾异常，尿酸升高
氯沙坦钾/氢氯噻嗪	氯沙坦钾 50 mg/ 氢氯噻嗪 12.5 mg	1	1	偶见血管神经性水肿，血钾异常
缬沙坦/氢氯噻嗪	缬沙坦 80 mg/ 氢氯噻嗪 12.5 mg	1～2	1	偶见血管神经性水肿，血钾异常
厄贝沙坦/氢氯噻嗪	厄贝沙坦 150 mg/ 氢氯噻嗪 12.5 mg	1	1	偶见血管神经性水肿，血钾异常
卡托普利/氢氯噻嗪	卡托普利 10 mg/ 氢氯噻嗪 6 mg	1～2	1～2	咳嗽，偶见血管神经性水肿，血钾异常

注：使用方法详见国家食品药品监督管理总局批准的药物说明书

12. 选择降压药物需考虑哪些因素?

选择降压药物时不仅要考虑患者血压升高程度，还要考虑并存的疾病（即优先选择适应证）。例如患者并存心绞痛时可首选 BB 与 CCB，并存心力衰竭时可首选利尿剂、ACEI/ARB、BB 等。各类降压药物的优先选择适应证如表 1-6。

表 1-6 各类常用降压药物的优先选择适应证（摘自 2010 年《中国高血压防治指南》）

分类	适应证	禁忌证	
		绝对禁忌证	相对禁忌证
CCB（二氢吡啶类）	老年高血压，周围血管疾病，单纯收缩期高血压，稳定型心绞痛，颈动脉粥样硬化，冠状动脉粥样硬化	无	快速性心律失常，心力衰竭
CCB（非二氢吡啶类）	心绞痛，颈动脉粥样硬化，室上性心动过速	二至三度房室传导阻滞	心力衰竭
ACEI（血管紧张素转化酶抑制剂）	心力衰竭，心肌梗死后，左心室肥厚，左心室功能不全，颈动脉粥样硬化，非糖尿病肾病，糖尿病肾病，蛋白尿/微量白蛋白尿，代谢综合征	妊娠，高血钾，双侧肾动脉狭窄	
ARB（血管紧张素Ⅱ受体阻滞剂）	糖尿病肾病，蛋白尿/微量白蛋白尿，心力衰竭，左心室肥厚，心房颤动预防，ACEI 引起的咳嗽，代谢综合征	妊娠，高血钾，双侧肾动脉狭窄	
噻嗪类利尿剂	心力衰竭，老年高血压，高龄老年高血压，单纯收缩期高血压	痛风	妊娠

续表

分类	适应证	禁忌证	
		绝对禁忌证	相对禁忌证
袢利尿剂	肾功能不全，心力衰竭		
利尿剂（醛固酮受体拮抗剂）	心力衰竭，心肌梗死后	肾衰竭，高血钾	
BB（β 受体阻滞剂）	心绞痛，心肌梗死后，快速性心律失常，稳定的充血性心力衰竭	二至三度房室传导阻滞，哮喘	慢性阻塞性肺疾病，周围血管疾病，糖耐量减低，运动员
α 受体阻滞剂	前列腺增生，高血脂	直立性低血压	心力衰竭

13. 什么情况下需联合应用降压药物?

若患者血压增高幅度较小（＜ 160/100 mmHg），起始治疗可选用一种降压药物。

若治疗 2 ～ 4 周后血压控制不满意，可考虑联合用药。

如果患者血压就诊时明显升高（超过目标值 20/10 mmHg 以上），初始治疗即应选择 2 种降压药或选用固定复方制剂，这是因为在一般情况下单药治疗的最大降压幅度约为 20/10 mmHg，此时用一种药物很难使血压达标。

临床研究证实，单种药物治疗只能使不足 1/3 的患者血压达标，大多数患者需联合用降压药物。选择单药或联合用药的基本流程如图 1-1 所示。

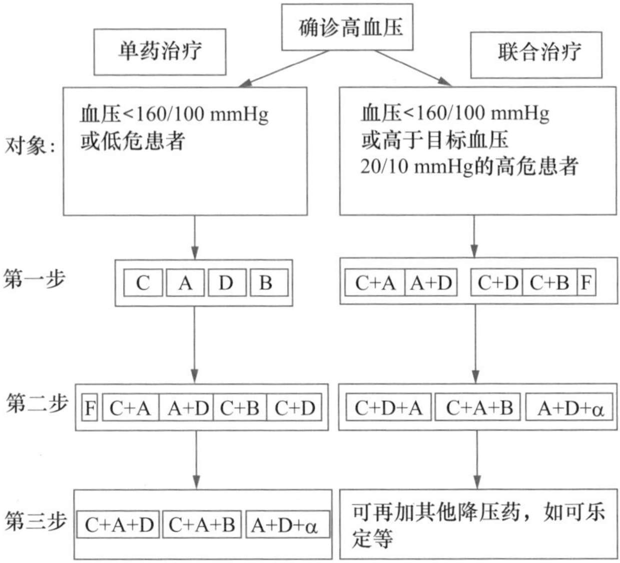

图 1-1 单药或联合用药降压治疗流程图（摘自 2010 年《中国高血压防治指南》）

注：1 mmHg = 0.133 kPa；A =血管紧张素转化酶抑制剂（ACEI）或血管紧张素 II 受体阻滞剂（ARB）；B = β 受体阻滞剂；C =二氢吡啶类钙通道阻滞剂；D =噻嗪类利尿剂；α = α 受体阻滞剂；F =低剂量固定复方制剂；第一步均为小剂量开始，药物治疗后血压未达标者，可在原药基础上加量或另加一种降压药，若血压达标则维持原药；第二步、第三步同上

14. 联合应用降压药物需遵循什么原则?

联合用药的基本原则是作用机制互补、降压作用相加、不良反应抵消。启动联合治疗的时机如前文所述。确定联合治疗方案时，应考虑患者的基线血压水平、并存的其他心血管危险因素以及靶器官损害情况。

我国高血压防治指南推荐以下 6 种联合用药方案作为首选：ACEI 与利尿剂，ARB 与利尿剂，ACEI 与二氢吡啶类 CCB，ARB 与二氢吡啶类 CCB，二氢吡啶类 CCB 与利尿剂，二氢吡啶类 CCB 与 BB。

一般不宜联合使用的组合包括：ACEI 与 ARB，ACEI 与 BB，ARB 与 BB，非二氢吡啶类 CCB 与 BB，中枢降压药物与 BB。这些组合方式或不能起到降压效果相加的作用或容易发生严重不良反应，故应避免。

部分患者经过两种药物联合治疗后血压仍不能达标，可考虑 3 种药物联合，此时 ACEI/ARB、二氢吡啶类 CCB 和利尿剂三者的组合方式适合大多数患者。若仍不能满意控制血压，可根据患者具体情况在上述三药联合的基础上加用 α 受体阻滞剂或 BB。

近年来，新型固定剂量复方制剂的临床应用日益广泛。此类制剂降压效果与靶器官保护作用肯定，不良反应少。由于应用固定剂量复方制剂可以简化治疗方案，有助于提高患者治疗依从性，因此需联合用药的患者可优先考虑选用。

15. 长效降压药物有什么优点？

近年来陆续上市多种长效降压药物。这些新型药物作用时间长，每日一次用药可保证全天的降压作用，不仅有助于减少服药次数、简化治疗方案而使患者更易长期坚持服药治疗，还有助于避免短效药物所致的血压波动，从而更好地保护心、脑、肾等靶器官。这些药物被称为高质量降压药物，备受推崇。

16. 什么叫难治性高血压？

难治性高血压是指高血压患者在接受至少 3 种降压药

物（其中包括一种利尿剂）、足量治疗不少于 4 周后，血压仍高于目标值或需至少 4 种药物才可控制其血压。高血压患者中 20% ～ 30% 为难治性高血压患者。

临床上继发性高血压往往难以通过服用降压药物满意控制，对于难治性高血压患者应重新全面评估，了解血压测量数值是否准确，并进一步除外继发性高血压。在老年人中继发性高血压较常见，更应充分关注。

一些药物，如非甾体抗炎药、糖皮质激素、拟交感神经药物、口服避孕药、红细胞生成素、对乙酰氨基酚以及部分中药（如甘草等）均有升高血压的作用，其中非甾体抗炎药升压作用最为明显。由于老年人常常并存因退行性骨关节病所致的腰腿关节疼痛，非甾体抗炎药的应用普遍，因此当老年人服用降压药物疗效不佳时，应详细询问其是否正在服用可能升高血压的药物。

在除外继发性高血压与药物所致的高血压后，应根据患者情况重新评估治疗方案。例如，患者是否遵医嘱坚持服药治疗？联合应用降压药物时每种药物的剂量是否足够大？治疗方案中是否包括利尿剂？

对于难治性高血压患者利尿剂常有较好疗效，如能耐受，部分患者可适度增加利尿剂的剂量（例如氢氯噻嗪 25 ～ 50 mg/d 或螺内酯 20 ～ 40 mg/d）。

患者是否坚持进行有效的生活方式干预？如前所述，减轻体重与限制食盐摄入量是降低血压的有效措施。如果患者不能有效改善生活方式，可能在一定程度上降低降压药物的疗效。

经过上述处理后若患者血压仍不能满意控制，应建议患者去上级医院或高血压专科医院进一步诊治。

17. 什么是微量白蛋白尿（MAU）?

白蛋白是循环血液中正常存在的蛋白质。由于肾小球滤过膜的滤过作用和肾小管的重吸收作用，生理状态下尿液中仅有极微量的白蛋白排出（< 30 mg/24 h）。某些病理条件下，经肾排泌的白蛋白可增加，若 24 h 尿液中白蛋白排泌量在 30 ～ 300 mg（20 ～ 200 μg/min），称之为 MAU。若 24 h 尿蛋白含量超过 300 mg，称为蛋白尿，提示肾已经发生明显损伤。临床上 MAU 的检测可采用随机尿标本（最好是晨尿）检测尿蛋白 / 肌酐比值，此方法简便易行，结果可靠。

MAU 是诊断早期或轻微肾损害的敏感指标。在发生明显靶器官损害之前，许多高血压患者已出现尿白蛋白排泌量轻度增加，因此 MAU 被视为高血压患者亚临床型肾功能损害的重要标志。越来越多的证据显示，MAU 的存在与高血压患者发生心血管事件的危险性密切相关。监测 MAU 不仅有助于发现早期肾损害，还可为高血压患者的心血管危险分层与制订个体化干预策略提供依据，以降低严重靶器官损害的危险性，改善患者心血管系统预后。

对于新诊断的高血压患者应将尿蛋白检测作为常规评估项目之一。开始应用降压药物治疗后第 1 年内，建议每 6 个月复查一次。血压达标且降压治疗方案相对固定后可每年复查一次。降压治疗过程中若 MAU 持续加重，应重新评估降压治疗方案，包括血压控制情况以及所选降压药物是否合理，并视情况做出适当调整。

18. 发现 MAU 后应如何治疗?

为了最为有效地减少 MAU 的发生并降低血压，ARB 或 ACEI 应为一线药物。

单药治疗效果欠佳时，可与其他抗高血压药物（主要是低剂量噻嗪类利尿剂或 CCB）联合应用，以发挥更显著的降压疗效与肾保护作用。

高血压合并糖尿病时，应用 ARB 或 ACEI 治疗具有更显著的优势。

《中国高血压防治指南》推荐，高血压患者如出现肾功能损害的早期表现，如 MAU 或肌酐水平轻度升高，应积极控制血压。若患者能耐受，可将血压降至＜ 130/80 mmHg，必要时可联合应用 2 ～ 3 种降压药物，其中应包括一种肾素-血管紧张素系统阻滞剂（ACEI 或 ARB）。

19. 哪些高血压患者需转上级医院诊治?

以下患者病情较复杂或危重，应考虑转诊：

（1）难治性高血压。

（2）疑诊继发性高血压，此类患者往往需特殊检查或治疗措施，应转诊。

（3）高血压合并严重靶器官损害。若高血压患者合并心、脑、肾、外周血管等严重疾患（例如不稳定型心绞痛、心肌梗死、心力衰竭、脑梗死或脑出血、肾衰竭、动脉闭塞性脉管炎等），患者的危险程度将会显著增加，治疗的难度更大，应转至上级医院进一步治疗。

（4）高血压急症和亚急症。高血压急症是指血压严重升高（一般＞ 180/120 mmHg）并伴发进行性靶器官损害的表现，如高血压脑病、颅内出血、急性心肌梗死、急性左心衰竭、不稳定型心绞痛、主动脉夹层等；高血压亚急症是指血压严重升高但不伴靶器官损害。

一旦考虑患者为高血压急症或亚急症，应立即紧急处理并尽快转诊。紧急处理措施主要包括静脉应用降压药物（如硝普钠、硝酸甘油、乌拉地尔等），使患者血压尽快降低，但每小时血压下降不超过 25%，并在以后的 2 ～ 6 h 内将血压降至约 160/（100 ～ 110）mmHg。

急性缺血性卒中患者不宜紧急降低血压，应迅速转诊。很多医生常为患者舌下含服硝苯地平（心痛定）治疗高血压急症和亚急症，这是危险的做法，可因血压迅速而显著降低而导致心绞痛、心肌梗死或卒中，不应采用这种给药方法。

20. 老年高血压有何特点？

老年高血压常以收缩压增高为主要表现，舒张压不高甚至偏低，即单纯收缩期高血压。因此在降压治疗时应强调收缩压达标，同时避免舒张压过度降低。

老年高血压患者的血压应降至 150/90 mmHg 以下，如能耐受可降至 140/90 mmHg 以下。若患者表现为单纯收缩期高血压，当舒张压＜ 60 mmHg 时，如收缩压＜ 150 mmHg，可暂不用降压药物治疗；如收缩压 150 ～ 179 mmHg，可谨慎使用小剂量降压药；如收缩压 ≥ 180 mmHg，则用小剂量降压药。降压药可用小剂量利尿剂、CCB、ACEI 或 ARB 等，合并前列腺增生者也可选用 α 受体阻滞剂。用药中密切观察病情变化。

此外，老年高血压患者还具有血压波动大、易发生直立性低血压与餐后低血压、诊室高血压等特点，诊断与治疗时应予注意。应用降压药物治疗时应从较低剂量开始用药，根据血压水平逐渐缓慢增加药物剂量。

21. 妊娠期高血压疾病如何治疗?

妊娠期高血压疾病主要包括两种类型，即妊娠期高血压（包括子痫前期、子痫）与妊娠合并慢性高血压（包括慢性高血压并发子痫前期）。这里的高血压是指两次测量收缩压≥ 140 mmHg 和（或）舒张压≥ 90 mmHg，且至少相隔 6 h。妊娠合并慢性高血压是指妊娠 20 周前（包括未妊娠时）所发生的高血压。这两种类型的高血压处理原则基本相同。血压轻度升高的孕妇（血压< 150/100 mmHg）可密切观察，暂不用降压药物。只有当收缩压≥ 150 mmHg 和（或）舒张压≥ 100 mmHg，或出现靶器官损害时方考虑使用药物治疗。此类患者的降压药物选择参照表 1-7。

表 1-7 妊娠期高血压疾病降压药物的选择

降压药物	推荐情况		不同开始使用时间段的不良反应		
	推荐	不推荐	妊娠早期	妊娠中期	妊娠晚期
普萘洛尔	−	+++	0	0	0
阿替洛尔	−	++	0	+	+
美托洛尔缓释片	++	−	+	++	++
拉贝洛尔	+++	−	+++	+++	+++
硝苯地平	+++	−	++	+++	++

续表

降压药物	推荐情况		不同开始使用时间段的不良反应		
	推荐	不推荐	妊娠早期	妊娠中期	妊娠晚期
氨氯地平	−	−	0	++	+
非洛地平	−	−	0	++	++
ACEI 或 ARB	−	+++	0	0	0
甲基多巴	+++	−	+++	+++	+++
氢氯噻嗪	+	−	+	++	+
吲达帕胺	++	−	+	++	+
呋塞米	+	−	+	+	+

注：妊娠早期是指妊娠满 12 周之前，妊娠中期是指妊娠 13 周至满 28 周前，妊娠晚期是指妊娠 28 周至分娩；0 ＝不推荐；－＝不建议推荐；＋＝一般强度推荐，＋＋＝中等强度推荐，＋＋＋＝强烈推荐；ACEI ＝血管紧张素转化酶抑制剂；ARB ＝血管紧张素 II 受体阻滞剂

22. 高血压合并其他疾病时如何降压?

当高血压患者同时存在糖尿病或慢性肾病时，应更积极控制血压。此类患者的血压目标值为＜ 130/80 mmHg。对于高龄、一般健康状况较差、存在明显靶器官损害的患者，其目标值可放宽至＜ 140/90 mmHg。

在药物选择方面，首选 ARB 或 ACEI，必要时联合 CCB 或噻嗪类利尿剂。病情稳定的卒中患者的血压控制目标为＜ 140/90 mmHg，降压药物可选择利尿剂、CCB、ACEI/ARB 单用或联合应用。

但高龄患者、双侧颈动脉或颅内动脉严重狭窄患者、严重直立性低血压患者应谨慎进行降压治疗。此时降压药应从小剂量开始，密切观察血压水平与不良反应，根据患

者耐受性调整降压药及其剂量。如出现头晕等明显不良反应，应减少药物剂量或停用降压药。尽可能将血压控制在安全范围（160/100 mmHg 以内）。急性卒中患者的降压治疗策略较复杂，建议转上级医院。

23. 怎样对高血压患者开展健康教育?

高血压是一种可防可控的疾病。对于未患高血压的人群，只要加强健康教育，自觉采取健康的生活方式，可显著降低高血压的发病率。在一般人群中，应加强宣教，告知高血压的危害性以及不健康生活习惯对高血压发病的影响。健康教育的形式可多种多样，例如诊室咨询、集中培训、发放宣传册、专家讲座、各种媒体的健康知识推广等。只有居民充分认识高血压的危害性，掌握预防高血压发病的正确方法，才能更有效开展高血压的“上游防治”，改善预防现状。

在无高血压的人群中，健康教育的重点人群主要包括以下几类：

- 有高血压家族史者，即父母单方或双方为高血压患者；
- 肥胖、酗酒、食盐摄入量较高者；
- 血压处于正常高值者（或称高血压前期）；
- 轻微运动或情绪波动时血压短暂增高者，这些居民未来发生高血压的危险性显著高于普通人群。

对于已患高血压者，健康教育同样重要。

首先，应告知患者高血压的危害性以及长期坚持降压治疗的重要性。如前文所述，高血压的主要危害在于导致心、脑、肾等重要脏器的结构与功能损害，显著增高致死、致残率。如不长期坚持降压治疗，则不能有效预防这些严重后果。如患者充分认识到这一点，则有助于提高患者接受治疗的依从性，使其更好地遵医嘱服药。

其次，根据每一位高血压患者的具体情况为其制订出改善生活方式的具体措施，如控制体重、增加运动、减少食盐摄入等。

第二章

急性冠状动脉综合征（ACS）的抗血小板治疗

血小板聚集导致血栓形成是急性冠状动脉综合征（ACS）发病的关键环节，不但在 ACS 急性期即斑块破裂血栓形成阶段，而且在动脉粥样硬化血栓形成的长期预防过程中均需抗血小板治疗。

因此，抗血小板治疗贯穿在 ACS 急性期和长期治疗始终。抗血小板治疗是一把“双刃剑”，需根据不同临床情况和患者特点恰当选择，平衡血栓事件危险和出血风险。

1. ACS 包括哪些疾病?

ACS 是一组由急性心肌缺血引起的临床综合征，包括急性心肌梗死和不稳定型心绞痛，其中急性心肌梗死又分为 ST 段抬高型心肌梗死（STEMI）和非 ST 段抬高型心肌梗死（NSTEMI）。

尽管临床表现，如胸痛特点、心电图变化和心肌损伤标志物等不同，但这些疾病具有的共同病理生理基础是冠状动脉粥样硬化斑块不稳定，继而破裂导致血栓形成。抗栓治疗也是 ACS 治疗中最重要的策略之一（图 2-1）。

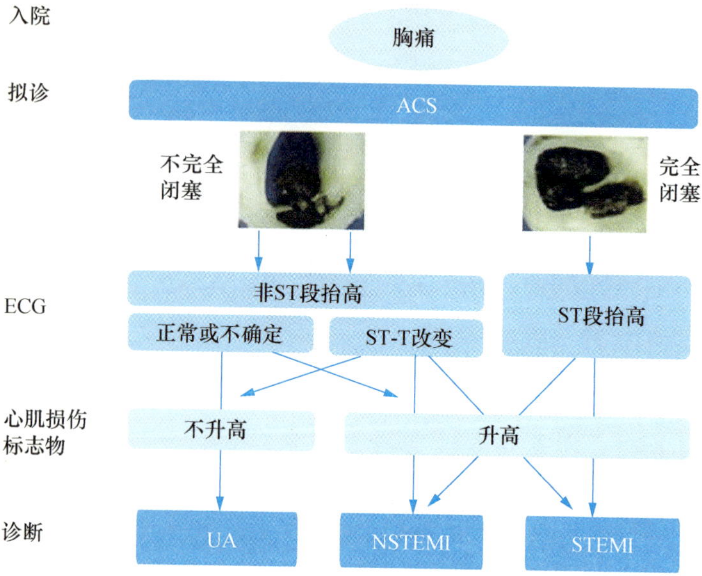

图 2-1　急性冠状动脉综合征的临床分类

注：ACS ＝急性冠状动脉综合征；UA ＝不稳定型心绞痛；NSTEMI ＝非 ST 段抬高型心肌梗死；STEMI ＝ ST 段抬高型心肌梗死

2. ACS 常用的抗血小板药物包括哪些?

目前，ACS 患者常用的抗血小板治疗药物主要包括三类，即水杨酸类、P2Y12 受体拮抗剂和糖蛋白 Ⅱb/Ⅲa（GP Ⅱb/Ⅲa）受体拮抗剂。急性期和长期抗血小板治疗以阿司匹林联合 P2Y12 受体拮抗剂为主，高危或经皮冠状动脉介入治疗（PCI）患者可联合使用糖蛋白 Ⅱb/Ⅲa 受体拮抗剂和选择新型 P2Y12 受体拮抗剂（图 2-2）。

3. 阿司匹林的抗血小板作用机制是什么?

阿司匹林不可逆性抑制血小板环氧化酶 -1，阻止血栓

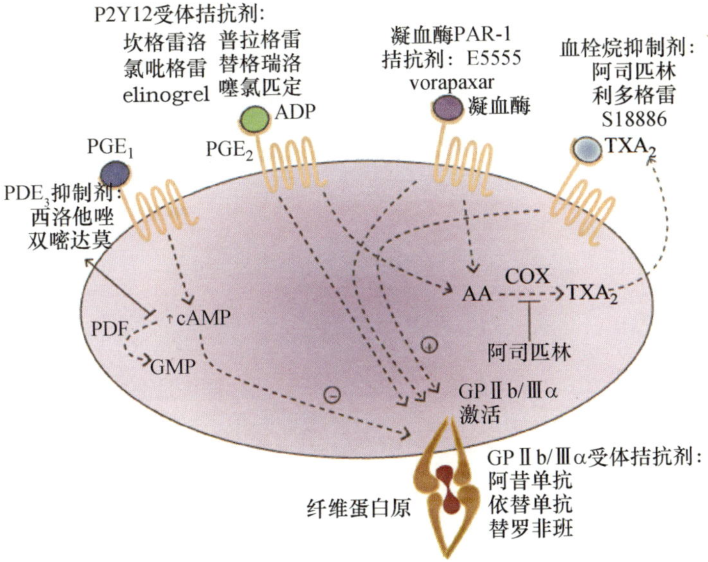

图 2-2　抗血小板药物的作用机制

注：cAMP＝环腺苷酸；ADP＝二磷酸腺苷；PG＝前列腺素；TXA_2＝血栓烷 A_2；COX＝环氧化酶；AA＝花生四烯酸；GMP＝鸟苷酸；PDE＝磷酸二酯酶

烷 A_2 的形成，达到抑制血小板活化和聚集的作用。但阿司匹林对其他激动剂（如胶原、二磷酸腺苷）所引起的血小板聚集没有影响。

4. P2Y12 受体拮抗剂有哪些?

P2Y12 受体是二磷酸腺苷（ADP）诱导血小板聚集的受体，P2Y12 受体拮抗剂抑制活化血小板释放 ADP 所诱导的血小板聚集。

临床常用的主要包括两大类（图 2-2），噻吩吡啶类主要包括氯吡格雷和普拉格雷，均为前体药，在体内转化为活性药物后与 P2Y12 受体不可逆地结合。噻氯匹定因骨髓毒性已基本被氯吡格雷取代，替格瑞洛是一类新型 P2Y12 受体拮抗剂，直接、可逆性地与 P2Y12 受体结合。与氯吡格雷比较，普拉格雷和替格瑞洛的抗血小板作用更快、更强（表 2-1）。

表 2-1　3 种 P2Y12 受体拮抗剂的比较

药物	分类	抗血小板作用峰值时间（h）	用法	停药后失效时间（d）	CYP 依赖性
氯吡格雷 600 mg	噻吩吡啶	4～5	每日 1 次	5	是
氯吡格雷 300 mg	噻吩吡啶	2～3	每日 1 次	5	是
普拉格雷	噻吩吡啶	2～4	每日 1 次	7	轻微
替格瑞洛	非噻吩吡啶	2～4	每日 2 次	5	否

注：CYP ＝细胞色素 P450

5. 不同 P2Y12 受体拮抗剂有何区别？

氯吡格雷为前体药，口服后需在肝经过两步转化为活性产物发挥抗血小板作用，主要经肝细胞色素氧化酶代谢。代谢产物 85% 没有活性，清除半衰期为 8 h。抗血小板作用不受肝肾功能影响。

普拉格雷与血小板膜 P2Y12 受体不可逆性地结合，口服后需两步代谢为有活性的产物，与氯吡格雷相似。第一步仅需血浆酯酶，第二步通过肝细胞色素氧化酶代谢，与氯吡格雷比较普拉格雷发挥抗血小板作用更快，

CYP2C19 基因多态性和 CYP2C19 的抑制剂如质子泵抑制剂等与普拉格雷没有明显相互作用。

替格瑞洛属于环戊基五氮杂茚，非噻吩吡啶类 P2Y12 受体拮抗剂。替格瑞洛无需肝代谢，与 P2Y12 受体直接、可逆性结合。口服后无需转化，起效快，停药后失效快。血浆半衰期为 12 h，与通过 CYP3A4 代谢的药物可能存在相互作用，地尔硫䓬可升高其血浆浓度并导致清除延缓。抗血小板疗效强于氯吡格雷，但出血风险略有升高，还有其他不良反应，如呼吸困难、室性心律失常等。

6. GP Ⅱb/Ⅲa 受体拮抗剂的作用机制是什么？

在高剪切力状态下，血小板活化后 GP Ⅱb/Ⅲa 受体构型改变导致与纤维蛋白的亲和性增加，血小板通过纤维蛋白原与 GP Ⅱb/Ⅲa 受体结合，使相邻的血小板桥连在一起，是血小板聚集的“最后共同通路”。目前用于临床的 GP Ⅱb/Ⅲa 受体拮抗剂有 3 种：阿昔单抗、依替巴肽和替罗非班，国内使用的是替罗非班。

替罗非班是小分子非肽类酪氨酸衍生物，剂量依赖性地抑制 GP Ⅱb/Ⅲa 受体介导的血小板聚集。替罗非班静脉给药后达峰时间＜ 30 min，在人体内的血浆结合率约为 65%，半衰期为 1.5 ～ 2.0 h，经肾（40% ～ 70%）和胆道清除。尿液和粪便中的替罗非班主要是原形药物。在停药 4 h 后血小板功能恢复 50%。肾功能不全患者需调整剂量，肌酐清除率＜ 30 ml/min 的患者，替罗非班的半衰期延长 3 倍。

7. 为什么 ACS 患者需联合抗血小板治疗?

血小板的活化和聚集受不同因素和通路调控，一个通路被阻断后，仍可通过其他通路活化血小板，联合应用不同机制的抗血小板药物具有协同的抗栓作用。阿司匹林主要抑制血小板血栓烷 A_2（TXA_2）的合成，TXA_2 再激动血小板上的受体。

P2Y12 受体拮抗剂则与血小板的另一个激动剂 ADP 竞争性结合血小板膜上的 P2Y12 受体，从而抑制 ADP 激活血小板的作用。活化后的血小板聚集需通过 GP Ⅱb/Ⅲa 受体，这个途径是血小板与血小板黏附的通路。可见，上述 3 种抗血小板药物的抗血小板机制不同，联合应用可达到更强的抗血小板作用。

8. 对非 ST 段抬高型 ACS（NSTEACS）非介入治疗患者如何抗血小板治疗？

除非有禁忌证，尽快给予阿司匹林 150 ～ 300 mg 嚼服，随后长期治疗，每天 75 ～ 150 mg；不能耐受阿司匹林者，可考虑用 P2Y12 受体拮抗剂替代。

除非有禁忌证，在阿司匹林基础上联合 P2Y12 受体拮抗剂。包括：氯吡格雷负荷剂量 300 mg，此后 75 mg/d；对中高危患者推荐替格瑞洛 180 mg，此后 90 mg，每日 2 次。

不建议常规给予 GP Ⅱb/Ⅲa 受体拮抗剂，如保守治疗患者，因病情不稳定而需行经皮冠状动脉介入治疗时，可在造影前给予 GPⅡb/Ⅲa 受体拮抗剂。

双联抗血小板治疗至少 12 个月，如果出血风险极高，可酌情考虑缩短 P2Y12 受体拮抗剂的疗程。

9. 对 NSTEACS 介入治疗患者如何抗血小板治疗？

除非有禁忌证，初诊时阿司匹林 300 mg 嚼服，随后长期治疗，每日 75 ～ 100 mg。不能耐受阿司匹林者，可考虑用 P2Y12 受体拮抗剂替代，但不可联合使用两种 P2Y12 受体拮抗剂。

除非有禁忌证，在阿司匹林基础上尽早联合 P2Y12 受体拮抗剂，可选择以下任一方案：

氯吡格雷：负荷剂量 600 mg，如已经给予 300 mg 负荷量，术前再给 300 mg。极高危患者且出血危险低可考虑负荷剂量后短期高剂量 150 mg/d，维持 7 天。长期维持剂量为 75 mg/d。

替格瑞洛：负荷剂量 180 mg，此后 90 mg，每日 2 次。

通常建议双联抗血小板治疗至少 1 年，除非有致命性出血危险。

已给予双联抗血小板治疗的高危经皮冠状动脉介入治疗（PCI）患者（肌钙蛋白阳性、造影可见血栓、持续缺血），如出血风险低，可给予 GPⅡb/Ⅲa 受体拮抗剂；如术前未给予负荷剂量 P2Y12 受体拮抗剂，可给予 GPⅡb/Ⅲa 受体拮抗剂。低危患者如已给予双联抗血小板治疗，不建议给予 GPⅡb/Ⅲa 受体拮抗剂（图 2-3）。

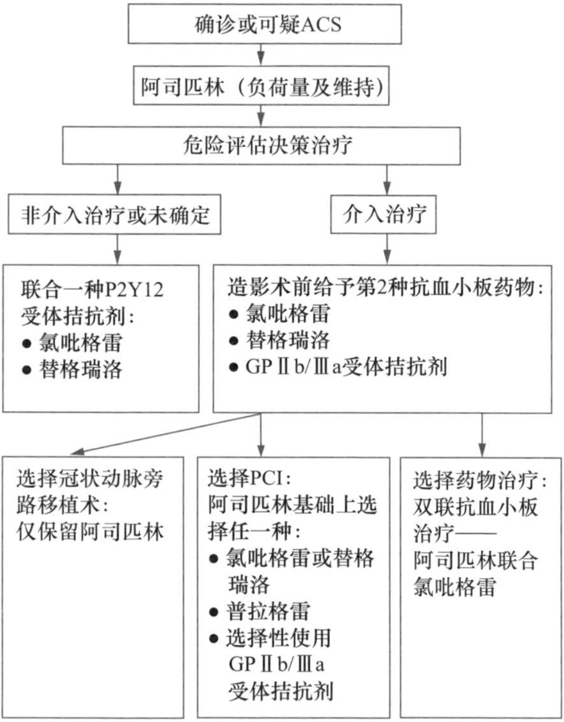

图 2-3　NSTE ACS 患者的抗血小板治疗流程

10. 对 ST 段抬高型心肌梗死溶栓患者如何抗血小板治疗?

溶栓患者立即嚼服阿司匹林负荷剂量（300 mg），此后长期服用维持量，每日 75 ～ 100 mg。

同时立即给予氯吡格雷，75 岁以下患者给予负荷剂量 300 mg，75 岁以上患者不给负荷剂量，此后 75 mg 每日一次。氯吡格雷使用时间至少 1 个月，最长 1 年。

11. 对 ST 段抬高型心肌梗死行经皮冠状动脉介入治疗（PCI）患者急性期如何抗血小板治疗？

术前给予负荷剂量阿司匹林 300 mg，术后应长期使用维持剂量阿司匹林，每天 75 ～ 100 mg。

尽早给予负荷剂量的 P2Y12 受体拮抗剂，可选择以下任一方案：

氯吡格雷 600 mg；或替格瑞洛 180 mg。

术后治疗（置入金属裸支架或药物洗脱支架）1 年：氯吡格雷每日 75 mg；替格瑞洛 90 mg，每日 2 次。对置入药物洗脱支架患者，P2Y12 受体拮抗剂治疗可维持 1 年以上。

对直接 PCI 术中使用普通肝素抗凝的患者，可给予 GP Ⅱb/Ⅲa 受体拮抗剂，如替罗非班，尤其对术前没有给予负荷剂量 P2Y12 受体拮抗剂者更建议使用。通常为静脉给药，也可冠状动脉内给药。静脉给药剂量：起始推注剂量 10 ～ 25 μg/kg（3 min 以内），维持滴注速率 0.075 ～ 0.150 μg/（kg · min），通常维持 36 h，也可适当延长。对肾功能不全患者需调整剂量，肌酐清除率 ＜ 30 ml/min 的患者剂量减半。冠状动脉内给药通常在造影后置入支架前，在导丝通过病变后或球囊扩张前，通过指引导管或造影导管给药，剂量 10 ～ 25 μg/kg，推注，此后静脉滴注 0.075 ～ 0.150 μg/（kg · min），维持 36 h 或适当延长。

预计行直接 PCI 的患者可在转运到导管室前开始使用 GP Ⅱb/Ⅲa 受体拮抗剂。不建议对 ST 段抬高型心肌梗死患者 PCI 术前常规给予 GP Ⅱb/Ⅲa 受体拮抗剂。

12. 对 ST 段抬高型心肌梗死溶栓后行 PCI 患者如何抗血小板治疗？

如患者之前已服用氯吡格雷负荷剂量 300 mg，术前维持常规剂量 75 mg。

如患者之前未服用氯吡格雷负荷剂量 300 mg，溶栓后 24 h 内行 PCI 者，术前服用负荷剂量 300 mg；如溶栓 24 h 后再行 PCI 时，术前服用 600 mg 负荷剂量。

术后长期服用最低有效剂量阿司匹林 75 ～ 100 mg（不推荐较高维持剂量）及一种 P2Y12 受体拮抗剂，如氯吡格雷 75 mg。

13. ACS 患者置入药物洗脱支架后长期双联抗血小板治疗的疗程有多长？

ACS 患者双联抗血小板治疗的疗程与患者危险分层、是否接受再灌注治疗及方法相关。ACS 患者在事件发生后的 1 年内风险最高，通常建议双联抗血小板治疗的时间为 1 年。

由于置入药物洗脱支架者存在晚期支架内血栓形成的风险，此类 ACS 患者目前推荐至少双联抗血小板治疗 12 个月，极高危患者可延长。长期双联抗血小板治疗的主要顾虑是出血危险。在患者面临出血风险增加的情况下，如大手术时可停药。

目前，关于短期（12 个月以内）和长期（12 个月以上）治疗与 12 个月治疗比较的研究结果不一致，随着新型药物洗脱支架的问世，该领域研究还在进行中。

14. 质子泵抑制剂能否与氯吡格雷联合应用?

氯吡格雷是前体药，在肝主要通过 CYP2C19 和 CYP3A4 转化。CYP2C19 也是多数质子泵抑制剂在肝的代谢酶。某些质子泵抑制剂可抑制 CYP2C19 通路而影响氯吡格雷的转化。观察性研究发现质子泵抑制剂可能降低氯吡格雷的疗效。

但现有临床研究未发现质子泵抑制剂可增加服用氯吡格雷患者的心血管事件或总体死亡率，且可减少高危患者的胃肠道不良反应。因此，质子泵抑制剂可以联合氯吡格雷使用，但尽量不要选择奥美拉唑和埃索美拉唑。

既往有胃肠道出血病史且需双联抗血小板治疗的患者，应给予质子泵抑制剂；对胃肠道出血高危者，如高龄（≥ 65 岁），联合华法林、非甾体抗炎药、激素，幽门螺杆菌阳性，且需双联抗血小板治疗的患着，可考虑使用质子泵抑制剂；胃肠道出血低危患者，不建议常规给予质子泵抑制剂。

15. 如何选择 P2Y12 受体拮抗剂?

氯吡格雷是 ACS 治疗领域研究证据最充分的 P2Y12 受体拮抗剂。普拉格雷和替格瑞洛与氯吡格雷直接比较的两项研究结果提示，新型 P2Y12 受体拮抗剂组临床事件发生率降低，但是出血危险不同程度增加。

双联抗血小板治疗增加颅内出血的风险，替格瑞洛研究入选的患者中伴卒中病史者极少，因此在这个亚组人群中替格瑞洛的安全性不明确。

普拉格雷则明显增加既往有卒中病史患者的出血发生率，对于 75 岁以上、低体重（＜60 kg）的患者获益不显著，75 岁以上患者除非血栓风险极高（合并糖尿病或心肌梗死病史）否则不用普拉格雷，低体重患者维持剂量应减半。相反，糖尿病患者的获益更大而出血危险没有增加。此外，普拉格雷仅在高危 ACS 拟行 PCI 的患者进行过评价。ACS 患者没有确定行 PCI 时，不建议给予普拉格雷。

对溶栓治疗患者，仅推荐阿司匹林联合氯吡格雷。

16. 如何评估 ACS 患者的出血风险?

严重出血的独立危险因素包括高龄、女性、出血病史、PCI、肾功能不全、使用 GP Ⅱb/Ⅲa 受体拮抗剂和抗栓药物过量。应正确评价肾功能，计算肌酐清除率，静脉 GP Ⅱb/Ⅲa 受体拮抗剂需根据肌酐清除率调整剂量，但口服抗血小板药物无须调整剂量。推荐两个常用的出血危险评估系统：GRACE 评分和 CRUSADE 评分，用以评估患者的出血风险。

出血高危患者在决定治疗策略及选择抗血小板药物时需谨慎。为降低出血风险，对于 ACS 患者行 PCI 前应评估是否可耐受双联抗血小板治疗，尤其是置入药物洗脱支架，否则应选择裸金属支架。PCI 时选择桡动脉途径；尽量减少抗栓药物的联合用药。

17. GP Ⅱb/Ⅲa 受体拮抗剂在 ACS 治疗中如何使用?

GP Ⅱb/Ⅲa 受体拮抗剂的主要适应证为：ACS 患者常规双联抗血小板治疗后，仍存在缺血症状复发、心力衰竭或严重心律失常而需冠状动脉造影时；高危 PCI 患者，术前未给予负荷剂量 P2Y12 受体拮抗剂；肌钙蛋白升高、血栓负荷重的高危患者，GP Ⅱb/Ⅲa 受体拮抗剂获益最多。高出血风险患者慎用。

18. ACS 治疗中其他抗血小板药物的地位如何?

双嘧达莫、选择性磷酸二酯酶Ⅲ抑制剂西洛他唑、血栓烷合成抑制剂及血栓烷 A_2 受体拮抗剂用于 ACS 患者的研究证据不充分。一些观察性研究显示，在阿司匹林和氯吡格雷基础上联合西洛他唑可能减少支架内血栓的风险。目前，还有一些新抗血小板药物如凝血酶受体拮抗剂（Vorapaxar）和坎格瑞洛正在临床评价中。

19. 如何评估非 ST 段抬高型 ACS 患者的危险?

应对所有非 ST 段抬高型 ACS 患者进行危险分层，确定早期介入治疗还是保守治疗。同时还应进行出血危险的评分。

对所有可疑和确诊 ACS 的患者，应进行短期和长期的危险评估，主要包括病史、心绞痛症状、体格检查、心电图、心肌损伤标志物等。

10 min 内行心电图检查，必要时连续监测，最初可 15 ～ 30 min 复查一次，观察有无动态演变。如果 12 导联心电图正常，可用 18 导联排查有无回旋支闭塞导致的 V_7 ～ V_9 导联的变化。

对所有患者必须进行肌钙蛋白检测，若阴性，6 h 后复查；若阳性，可每 6 ～ 8 h 复查或持续监测直至正常，评估心肌坏死面积和动态演变过程。如患者就诊时间早（6 h 内），应同时考虑检测肌红蛋白。不建议测定谷草转氨酶、谷丙转氨酶、乳酸脱氢酶和磷酸肌酸激酶等指标。

B 型利钠肽或 N 末端脑钠肽原（NT-proBNP）有助于评估整体风险。

建议使用危险评分模型，如 TIMI 评分（见本章附录 1）、GRACE 评分（见本章附录 2）或 CRUSADE 评分（见本章附录 3）。

20. 什么是抗血小板药物的“抵抗”或个体反应的差异？

服用常规剂量的抗血小板药物后，血小板的活化和聚集功能未能得到充分抑制或患者在治疗过程中发生血栓事件，被称为抗血小板药物的“抵抗”，近年来更被广泛接受的说法是抗血小板药物反应的“个体差异”。血小板的功能复杂，且临床血栓事件的原因更是很多因素综合作用的结果。

目前，抗血小板药物的基础和临床研究仍在进行，临床实践中不常规推荐进行相关的基因学或血小板功能检测。

21. 血小板功能检测方法及评价有哪些?

测定血小板功能的方法很多，但是目前没有统一、简便、可靠的方法评价抗血小板药物对血小板的抑制作用。国际上常用的 4 种检测方法：光比浊法测定血小板聚集率（LTA）、快速血小板功能分析仪（Verify-Now）、血管舒张剂刺激磷酸蛋白（VASP）和 Multiplate。国内常用 LTA 和血栓弹力图方法，但缺少标准化流程和诊断界值。

现有研究发现，血小板功能测定指导的抗血小板治疗并没有改善患者的预后。一些小规模研究提示，血小板功能检测可能还有助于判断抗血小板治疗相关的出血风险。此外，上述方法检测发现新型 P2Y12 受体拮抗剂也存在个体差异。某些情况下，血小板功能检测可作为临床风险评估的辅助手段。

对 ACS 高危、预后差且可能存在氯吡格雷“低反应”的患者可考虑运用血小板功能检测辅助评价疗效；如发现氯吡格雷治疗后患者血小板高反应性，可考虑转换为普拉格雷和替格瑞洛；不建议对所有服用氯吡格雷的 ACS 患者常规进行血小板功能检测。

22. 基因检测对于抗血小板治疗是否有指导价值?

抗血小板药物的反应性存在个体差异。某些患者对于常规剂量的抗血小板药物存在“反应不良”或“低反应”，表现为抗血小板治疗后体外测定血小板聚集受抑制程度在人群中存在变异。临床中常常与接受抗血小板治疗患者中仍然出现缺血事件复发互相混淆，缺血事件复发是多因素导致的，并不一定与血小板聚集受抑制的程度相关。

导致抗血小板药物低反应的原因也是多方面的。参与氯吡格雷在体内吸收和转化的基因多态性与其抗血小板的个体差异有关，研究最多的是 CYP2C19，但是基因多态性只能解释大约 2% ～ 12% 对氯吡格雷反应的个体差异。但通过基因型测定指导的抗血小板治疗是否能改善 ACS 患者的预后还缺乏证据。

对于高危 ACS 患者，如可能存在对氯吡格雷“低反应”，可考虑进行相关基因型检测。如基因检测发现患者为氯吡格雷“低反应”，可考虑选择其他的 P2Y12 受体拮抗剂（替格瑞洛或普拉格雷），服用氯吡格雷的患者无需常规进行基因检测。

23. 抗血小板药物出血并发症的好发部位是哪里?

抗血小板药物导致的出血可表现为轻微出血或严重出血，最常见部位依次为皮肤黏膜、胃肠道、泌尿生殖系统，行介入治疗的患者还常见血管穿刺部位的出血。颅内出血发生率很低。

24. ACS 伴卒中患者如何进行双联抗血小板治疗?

应按照 ACS 的治疗原则，积极给予双联抗血小板治疗。在长期双联抗血小板治疗中发生缺血性卒中的患者，特别是面积较大的脑梗死，如果出现神经系统症状加重，应及时复查头部 CT，监测是否存在梗死后出血转换（指缺血性脑卒中患者由于梗死区血流再通而发生脑出血）的迹象，并根据情况适当调整抗栓强度。

对既往发生过出血性卒中的 ACS 患者，抗栓治疗策略应与相关学科如神经内科共同决策，原则上应充分评估患者颅内出血复发的危险，并慎重选择抗血小板药物的种类、剂量和疗程。

25. 抗血小板药物引起血小板减少症如何处理？

口服抗血小板药物导致的血小板减少发生率低，服用 P2Y12 受体拮抗剂时偶见白细胞减少。除噻氯匹定外通常无需常规监测血小板计数。

静脉 GP Ⅱb/Ⅲa 受体拮抗剂导致血栓性血小板减少症的发生率为 0.5%～5.6%。多数患者无症状或仅有轻微出血，严重出血少见。所有静脉使用 GP Ⅱb/Ⅲa 受体拮抗剂的患者应在用药后 8 h、每天和出血时复查血常规。严重者（血小板＜ 10×10^9/L）应根据患者情况决策血小板治疗方案，严密观察，发生严重出血时输注血小板或补充纤维蛋白原（新鲜冻干血浆），停药后血小板计数持续不恢复时可输注免疫球蛋白，停药后仍需每天监测，直至血小板计数恢复正常范围。

26. 抗血小板药物有哪些非出血性不良反应？

服用阿司匹林可出现过敏反应，发生率较低，主要表现为哮喘、荨麻疹。

服用氯吡格雷偶可出现粒细胞减少、血小板减少和皮疹等过敏现象。

服用替格瑞洛者可出现呼吸困难和心动过缓等，呼吸困难发生率在用药后第 1 周可高达 15%，可为一过性或持续性，但多数无需停药，与心肺功能不全无关。此外，偶见心室停搏，表现为夜间窦房传导异常，因此严重窦房结疾病或二度以上房室传导阻滞者禁忌。肌酐水平亦可能轻度升高。

27. 对抗血小板药物相关的胃肠道不良反应如何防治?

抗血小板治疗最常见的不良反应之一为胃肠道不良反应，轻者消化不良，重者胃肠道出血。如仅表现为消化不良症状，可不停用抗血小板药物而给予抑酸药；如发生活动性出血，常需停用抗血小板药物直到出血情况稳定。

此外，出血及出血导致的血液动力学异常也会增加血栓危险。但某些患者因停用抗血小板药物会增加血栓事件的风险，尤其是 ACS、置入裸金属支架 1 个月内、置入药物洗脱支架 6 个月内的患者，建议尽量避免完全停用抗血小板药物。

若患者联合使用多种抗血小板和抗凝药物时发生出血，应考虑减少药物种类和剂量，当严重消化道出血威胁生命时，可能需停用所有的抗凝和抗血小板药物。

停药 3 ~ 5 天后，如出血情况稳定，可重新开始使用阿司匹林或氯吡格雷，尤其是心血管病高危患者。

急性消化道出血时应大剂量静脉应用质子泵抑制剂，必要时输血或内镜下止血。可给予血管活性药物和补液以纠正低血压。在质子泵抑制剂治疗和（或）内镜下止血后，应至少严密监测 24 h，如没有发生再出血，可重新开始抗血小板治疗，但需联合应用质子泵抑制剂，同时要密切监测出血复发的可能。

对胃肠道出血高危患者应预防性应用质子泵抑制剂，如：老年（65 岁以上）、有胃肠道出血病史、有溃疡及溃疡并发症病史、有消化不良或胃食管反流症状、联合抗血小板和口服抗凝药物、应用激素、幽门螺杆菌感染等。同时，筛查并根治幽门螺杆菌感染，定期（3 ～ 6 个月）复查血常规和便潜血。

28. 对抗血小板药物不耐受的处理有哪些？

抗血小板药物过敏的发生率为 1.5% ～ 6.0%。如患者不能耐受阿司匹林可考虑给予 P2Y12 受体拮抗剂替代。如患者发生 P2Y12 受体拮抗剂过敏，且不能停药，可短期使用抗组胺药物或激素治疗，也可转换为另外一种 P2Y12 受体拮抗剂。

29. 对出血患者输血的适应证是什么？

因输血对于 ACS 患者有不利影响，应严格掌握输血适应证，如患者血液动力学稳定，血细胞比容＞ 25% 或血红蛋白＞ 80 g/L，可暂不输血。

30. 如何逆转抗血小板药物的抗血小板作用？

阿司匹林和 P2Y12 受体拮抗剂停药后需至少 5 ～ 7 d

抗血小板作用才能消失，如需立即纠正抗血小板作用需输血小板，建议剂量 1 ～ 2 U［机采血小板每单位（200 ml）含 2.5×10^{11} 血小板］。

对于目前国内使用的小分子量 GP Ⅱ b/ Ⅲ a 受体拮抗剂，如患者肾功能和血小板计数正常，停药 4 ～ 8 h 血小板功能即可恢复。

31. 围术期如何抗血小板治疗？

（1）择期非心脏手术：长期服用抗血小板治疗而面临外科手术或其他有创操作时，是否停用抗血小板治疗要平衡手术带来的出血风险和停药后 ACS 患者发生血栓事件的风险。避免过早停用 P2Y12 受体拮抗剂，尽量推迟手术到患者完成双联抗血小板治疗疗程，未置入支架的患者至少应用 1 个月，置入药物洗脱支架患者至少应用 12 个月。必须停用抗血小板治疗的患者采用抗凝药物（普通肝素或低分子量肝素）或静脉抗血小板药物（GP Ⅱ b/ Ⅲ a 受体拮抗剂）在术前“桥接”。此时，建议相关学科共同决定抗栓治疗策略。

如进行小型牙科手术、皮肤科操作、白内障手术等出血风险低的手术，评估后可继续服用。

对于心脏事件危险较低的患者，手术前停用抗血小板治疗，术前 5 ～ 7 d 停用阿司匹林和 P2Y12 受体拮抗剂，术后 24 h（第 2 天早晨）保证止血充分后重新用药。对于心脏事件危险较高者建议不停用阿司匹林，P2Y12 受体拮抗剂至少停用 5 ～ 7 d。

（2）紧急非心脏手术：口服阿司匹林和（或）P2Y12 受体拮抗剂的患者接受外科手术或围术期有威胁生命的出

血风险时，建议输血小板或给予止血药物，如氨甲环酸。

32. 拟行冠状动脉旁路移植术患者围术期如何抗血小板治疗？

总的原则是根据患者临床情况个体化评估。

- 不建议停用阿司匹林。
- 至少术前 4 h 停用 GPⅡb/Ⅲa 受体拮抗剂。
- 停用 P2Y12 受体拮抗剂，氯吡格雷和替格瑞洛停用不少于 5 d。

但对于极高危患者，如持续存在缺血症状伴左主干病变或严重多支近端病变的患者，可考虑不停用氯吡格雷，或上述患者出血危险高时，可考虑术前 3 ～ 5 d 停药。可于冠状动脉旁路移植术后 6 ～ 48 h 重新开始口服抗血小板药物。

33. 老年 ACS 患者抗血小板治疗需注意什么？

老年人抗血小板治疗应个体化决策，考虑生理年龄、一般状态、认知情况、合并疾病、预期寿命、患者意愿和期望等。因老年人的药物代谢发生改变，使用药物应根据体重和肌酐清除率调整。

年龄是出血的独立危险因素，但抗血小板治疗研究中关于 65 岁以上老年人的亚组分析显示，老年人同样从抗血小板治疗中获益。对于阿司匹林和 P2Y12 受体拮抗剂维持剂量无需改变，建议阿司匹林剂量不要超过 100 mg/d，氯吡格雷为 75 mg/d。而普拉格雷和替格瑞洛在75岁以上老年人中使用需谨慎。高龄ACS患者急性期抗血小板药物的首次负荷剂量可酌情降低或不用。

34. 合并心房颤动的患者如何抗栓治疗？

ACS合并心房颤动/人工瓣膜置换术后或静脉血栓栓塞症时，需联合抗血小板药物与口服抗凝药物。双联抗血小板与口服抗凝药物联合应用会增加出血风险。最新研究提示，氯吡格雷联合华法林［国际标准化比值（INR）2.0～3.0］与三联抗血小板治疗比较，出血明显减少，同时缺血事件没有增加。但是，该研究结论还需进一步证实，新型P2Y12受体拮抗剂与口服抗凝药物联合的证据尚缺乏，需评估患者心房颤动相关的卒中和出血风险、ACS相关的血栓和出血风险。

如必须采用三联抗栓治疗（华法林＋阿司匹林＋氯吡格雷）时，应严密控制INR（将INR调整在2.0～2.5），建议阿司匹林剂量为75 mg，氯吡格雷剂量为75 mg，并将三联抗栓治疗疗程尽量缩至最短（置入裸金属支架为4周，置入药物洗脱支架为3～6个月），此后可联合一种抗血小板和口服抗凝药物，12个月后稳定的患者可单用口服抗凝药物。双联抗血小板与新型口服抗凝药联合的数据很少。

附录1　心肌梗死溶栓治疗临床试验（TIMI）评分

TIMI危险分层方法包括下列7项指标：年龄≥65岁；

至少具有 3 个冠心病危险因素；冠状动脉狭窄≥ 50%；心电图（ECG）显示 ST 段变化；24 h 内至少有 2 次心绞痛发作；7 d 内使用阿司匹林；心肌损伤标志物升高。每项指标计 1 分，相加后得到 TIMI 危险计分。低危 0 ～ 2 分，中危 3 ～ 4 分，高危 5 ～ 7 分（表 2-2）。

表 2-2　不同危险计分患者心血管病事件发生率

TIMI 危险计分	心血管病事件[a] 发生率（%）
0 ～ 1	4.7
2	8.3
3	13.2
4	19.9
5	26.2
6 ～ 7	40.9

注：[a] 包括 14 d 内总死亡、新发生或复发的心肌梗死、严重缺血需紧急血运重建

附录 2　全球急性冠状动脉事件注册（GRACE）危险评分

GRACE 危险评分包括 8 项指标：年龄、心率、动脉收缩压、血肌酐、心功能 Killip 分级、心肌损伤标志物升高、心电图 ST-T 段变化、入院时心搏骤停（表 2-3）。

表 2-3 全球急性冠状动脉事件注册（GRACE）危险评分方法（总分 0 ～ 258 分）

年龄（岁）	得分	心率（次 / 分）	得分	收缩压（mmHg）	得分	肌酐（mg/dl）	得分	Killip 分级	得分	危险因素	得分
＜ 30	0	＜ 50	0	＜ 80	58	0 ～ 0.39	1	Ⅰ	0	入院时心搏骤停	39
30 ～ 39	8	50 ～ 69	3	80 ～ 99	53	0.4 ～ 0.79	4	Ⅱ	20	心电图 ST 段改变	28
40 ～ 49	25	70 ～ 89	9	100 ～ 119	43	0.8 ～ 1.19	7	Ⅲ	39	心肌损伤标志物升高	14
50 ～ 59	41	90 ～ 109	15	120 ～ 139	34	1.2 ～ 1.59	10	Ⅳ	59		
60 ～ 69	58	110 ～ 149	24	140 ～ 159	24	1.6 ～ 1.99	13				
70 ～ 79	75	150 ～ 199	38	160 ～ 199	10	2.0 ～ 3.99	21				
80 ～ 89	91	≥ 200	46	≥ 200	0	≥ 4	28				
≥ 90	100										

NSTE-ACS 危险级别	院内评分	院内死亡风险（%）
低危	≤ 108	＜ 1
中危	109 ～ 140	1 ～ 3
高危	＞ 140	＞ 3

注：肌酐值换算：1 mg/dl ＝ 0.01131 μmol/L

附录 3　CRUSADE 出血评分

CRUSADE 出血评分包括 8 个主要的危险因素：血细胞比容、肌酐清除率、入院时心率、女性、充血性心力衰竭表现、外周血管疾病病史、糖尿病和收缩压。分为 5 个等级：极低危（≤ 20 分），低危（21 ～ 30 分），中危（31 ～ 40 分），高危（41 ～ 50 分）和极高危（＞ 50 分）（表 2-4）。

表 2-4　CRUSADE 出血评分系统

参数	数值	计分
血细胞比容（%）	＜ 31	9
	31 ～＜ 34	7
	34 ～＜ 37	3
	37 ～＜ 40	2
	≥ 40	0
肌酐清除率（ml/min）	≤ 15	39
	＞ 15 ～≤ 30	35
	＞ 30 ～≤ 60	28
	＞ 60 ～≤ 90	17
	＞ 90 ～≤ 120	7
	＞ 120	0
入院时心率（次 / 分）	≤ 70	0
	71 ～ 80	1
	81 ～ 90	3
	91 ～ 100	6
	101 ～ 110	8
	111 ～ 120	10
	≥ 121	11
性别	男性	0
	女性	8
心力衰竭表现	否	0
	是	7

续表

参数	数值	计分
外周血管疾病病史	否 是	0 6
糖尿病	否 是	0 6
收缩压（mmHg）	≤ 90 91 ～ 100 101 ～ 120 121 ～ 180 181 ～ 200 ≥ 201	10 8 5 1 3 5

注：1 mmHg ＝ 0.133 kPa

第三章

心律失常处理

心律失常多发于各种心血管疾病，但也可见于心脏结构无异常者。它可发生于任何年龄、任何临床科室。

1. 心律失常处理的总体原则

1.1 心律失常急性发作期首先应做什么？

首先应识别和纠正血液（流）动力学障碍。

血液动力学障碍定义为因心律失常导致心排血量下降出现下列情况：进行性低血压、休克、急性心力衰竭、进行性缺血性胸痛、晕厥、意识障碍等。

伴有血液动力学障碍的心律失常往往起病急骤，治疗的时效性强，不必刻意追求完美诊断流程、明确心律失常的性质及机制等，需迅速终止或纠正心律失常。对异位快速性心律失常应尽早电复律。对缓慢性心律失常应植入临时起搏器。如不具备临时起搏植入条件，可应用提高心率的药物。待血液动力学状态稳定后再进行心律失常的性质、发生机制、基础疾病、诱发因素或心律失常本身的辨识和处理。

1.2 为什么处理心律失常时需了解患者有无器质性心脏病?

是否伴有器质性心脏病决定治疗策略和抗心律失常的治疗措施。其临床预后也不同。

(1)治疗策略不同

对于器质性心脏病如心功能不全、急性冠状动脉综合征合并心律失常的患者治疗重点应放在基础心脏病的控制，随着基础心脏病的控制和改善，有助于降低恶性心律失常的风险及控制心律失常发作。

对于无明显器质性心脏病的患者可单纯处理心律失常本身。

(2)抗心律失常的治疗措施不同

Ⅰc 类抗心律失常药物，如普罗帕酮不能用于合并心功能不全、冠心病等严重器质性心脏病的患者。

非二氢吡啶类钙通道阻滞剂不能用于失代偿性收缩功能不全的患者。

胺碘酮、利多卡因、美西律可用于器质性心脏病患者。

β 受体阻滞剂用于猝死的一级预防及二级预防。

对于特发性室性、室上性快速性心律失常，离子通道疾病或遗传性疾病等所致心律失常，急性期终止心律失常后，应考虑射频消融、埋藏式心脏复律除颤器(ICD)等介入治疗。

(3)临床预后不同

器质性心脏病尤其是心力衰竭、缺血性心脏病患者出现室性心律失常提示预后不良。

1.3 为什么处理心律失常之前需注意纠正诱发因素？

纠正诱发因素是控制心律失常的重要措施。

酸碱平衡及电解质的紊乱、药物过量或药物不良反应等均可导致心律失常发生，纠正这些诱因可控制心律失常。如药物导致的 QT 间期延长伴尖端扭转型室性心动过速、严重低钾血症诱发的恶性室性心律失常、严重酸中毒伴高钾血症导致的缓慢性心律失常，纠正上述因素，心律失常即可得到控制，无需抗心律失常药物或起搏治疗。

1.4 处理心律失常时需了解哪些信息？

询问相关病史：既往是否有心脏病史，心律失常是初发还是复发，家族史，服药史，此次发病是否接受过治疗。由此可大致了解心律失常的可能原因及治疗情况。

心电图及心电监测：了解心率快慢，心律是否规整，QRS 波时限，QRS 波群形态，QT 间期是否延长或缩短（延长定义为校正的 QTc 间期≥ 470 ms；缩短定义为校正的 QTc 间期≤ 300 ～ 330 ms），P 波与 QRS 波是否相关。据此可大致确定心律失常的类型。

处理快速性心律失常之前需了解基础传导功能状态，即平素是否存在心动过缓或传导阻滞、既往快速性心律失常转复时是否存在长间歇或晕厥等情况，警惕慢快或快慢综合征。

处理缓慢性心律失常之前需了解有无电解质酸碱平衡紊乱、急性心肌缺血、急性心肌损伤、服用药物、甲状腺功能减退等可控性因素。

1.5 心律失常急性发作期如何处理?

终止心律失常：若心律失常本身造成严重的血液动力学障碍如心室颤动，或异位快速性心律失常如室上性心动过速、持续性室性心动过速等应采取措施终止心律失常。

控制心室率：有些心律失常不容易立刻终止，如伴有快速心室率的心房颤动、心房扑动会使血液动力学状态恶化或伴有明显症状，通过控制心室率可稳定病情，缓解症状。

预防复发：心律失常具有易反复发作的特点。需加强基础疾病的治疗，控制诱发因素。某些患者可能需口服抗心律失常药物、射频消融、ICD或起搏器等治疗。

1.6 在心律失常急性期的处理中，如何权衡抗心律失常治疗的疗效和风险?

对威胁生命的心律失常应采取积极措施加以控制，追求抗心律失常治疗的疗效，挽救生命。

对非威胁生命的心律失常，需更多考虑治疗措施的安全性，过度治疗反而可导致新的风险。

在心律失常紧急处理时经常遇到治疗矛盾，应首先顾及对患者危害较大的方面，而对危害较小的方面处理需谨慎，甚至可观察，采取不使病情复杂化的措施。

1.7 心动过速诊断流程是什么？（图 3-1）

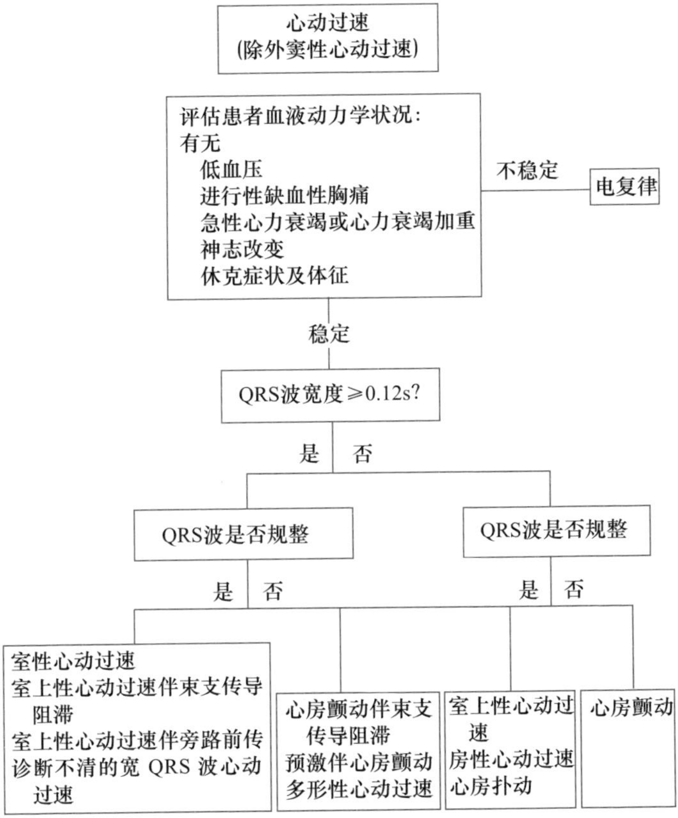

图 3-1　心动过速诊断流程图

1.8 静脉抗心律失常药物的应用原则是什么？

根据基础疾病、心功能状态、心律失常性质选择抗心律失常药物。

不主张联合或序贯应用两种或两种以上静脉抗心律失常药物。应用一种静脉抗心律失常药物后疗效不满意，应先审查用药是否规范、剂量是否足够。一般不建议短期内换用或合用另外一种静脉抗心律失常药物，可采用非药物的方法如电复律或食管调搏等治疗。序贯或联合应用静脉抗心律失常药物易致药物不良反应及促心律失常作用，仅在室性心动过速 / 心室颤动风暴状态或其他顽固性心律失常时才考虑。

1.9 口服抗心律失常药物的应用原则是什么？

根据基础疾病、心功能状态、心律失常性质选择抗心律失常药物。

主要用于预防和控制心律失常复发。对于威胁生命的心律失常主张应用可有效控制的最小剂量。对于非威胁生命的心律失常，需关注药物的不良反应，应选择更安全的药物，且不建议长期过度应用抗心律失常药物。

1.10 异位快速性心律失常急性期处理后都需采取预防措施吗？

对于反复发作的快速性心律失常或伴有血液动力学障碍的初发或复发性心律失常（如恶性室性心律失常）终止后一般都要采取措施（如抗心律失常药物、射频消融、植入 ICD 等）预防发作，同时加强基础疾病的治疗和控制诱发因素。

对于初发的快速性心律失常，复律后，需根据有无基础心脏病、发病机制、诱发因素等判断其反复发作的可能性，再决定是否采取预防措施。如阵发性室上性心动过速反复发作的可能性大，应建议射频消融。对于不伴血液动力学障碍的初发的快速性心律失常（如心房颤动），发作规律尚不清楚，可暂时观察，纠正诱因及基础心脏病后仍反复发作应采取措施预防发作。由明确诱因导致的心律失常，且诱因已经去除的患者，心律失常反复发作的可能性小，不需常规采取预防措施。

2. 室上性心律失常

2.1 哪些因素可导致窦性心动过速？

窦性心动过速可由多种因素导致。

生理因素：如运动、兴奋等。

病理因素：甲状腺功能亢进、心肌缺血、贫血、心力衰竭、低氧血症、发热、血容量不足等。

药物因素：可卡因、儿茶酚胺类药物、抗胆碱能药物等。

少见的因素：自主神经功能失调、直立性心动过速综合征、无特定原因的窦性心动过速或不适当的窦性心动过速。

2.2 如何鉴别窦性心动过速与阵发性室上性心动过速或房性心动过速？

窦性心动过速频率过快（如超过 150 次 / 分）时，心电图 P 波可与前一心跳的 T 波融合而不易辨别，易误诊为阵发性室上性心动过速或房性心动过速。

窦性心动过速常表现为心率逐渐增快和减慢，在心率减慢时可暴露出 P 波，有助于鉴别。窦性心律心电图在 Ⅱ、Ⅲ、aVF 导联为直立性 P 波，aVR 导联为倒置 P 波。

房性心动过速的 P 波形态不同于窦性心律。可通过屏气、应用腺苷后呈现不同比例房室传导而鉴别。

阵发性室上性心动过速的发作特点为突发突止，心电图无窦性 P 波，部分可在 QRS 波群尾部或其后见到逆行

P 波。可通过屏气、应用腺苷终止心动过速。食管心电图可清晰显示 QRS 波群后的逆行 P 波，有助于鉴别。

2.3 如何处理窦性心动过速?

病因治疗是根本措施。大多数患者通过纠正病因可得到缓解。在窦性心动过速的原因没有根本纠正之前，不主张单纯或过分强调用药物降低心率。

在无明确病因且窦性心动过速伴相关症状时，可选用 β 受体阻滞剂控制症状。β 受体阻滞剂不能耐受或无效时，可考虑非二氢吡啶类钙通道阻滞剂。

对于少数症状顽固或严重的不适当窦性心动过速可行窦房结射频消融治疗。

2.4 心力衰竭伴窦性心动过速时可否使用洋地黄减慢心率?

洋地黄类药物不具备直接减慢窦性节律下心率的作用，不应用于减慢心力衰竭时的窦性心动过速。心力衰竭时的窦性心动过速是一种代偿反应，随着心功能的改善，心动过速可得到缓解，心力衰竭患者的血液动力学状态一旦稳定，尽早应用具有改善预后和控制心率作用的 β 受体阻滞剂。

2.5 房性期前收缩（早搏）需要治疗吗?

房性早搏是常见心律失常，可见于各种结构性心脏病、肺部疾病，也见于心脏结构正常者。酒精（乙醇）、咖啡因、可可碱、吸烟、失眠、应激、缺氧、甲状腺功能异常、心房内压升高等可诱发或加重房性早搏。

通常不需治疗。消除患者疑虑，减少潜在的触发因素，可改善症状。

对精神紧张和焦虑的患者可使用镇静剂或小剂量 β

受体阻滞剂。症状明显者，治疗仅以消除症状为目的，按需应用普罗帕酮或莫雷西嗪。不建议使用胺碘酮（获益及风险比值不合理）。如房性早搏触发心房颤动，治疗见心房颤动的相应治疗。

2.6 阵发性室上性心动过速发作的特点是什么？

经典的阵发性室上性心动过速包括房室结折返性心动过速与房室折返性心动过速。

临床发作特点：多见于无器质性心脏病的中青年，发作时心率多在 150 ～ 250 次 / 分。突发突止，易反复发作。可自行终止或经迷走神经刺激、药物、食管调搏等方法终止。很少危及生命，但症状明显。也可引起潜在疾病（如心肌缺血、心力衰竭）加重。

心电图发作特点：常为规整的窄 QRS 波群心动过速，合并室内或束支传导阻滞、房室旁路前传时 QRS 波群增宽。房室结折返性室上性心动过速 P 波常在 QRS 波群 70 ms 内隐藏，出现 V_1 导联假 r′ 波，Ⅱ、Ⅲ、aVF 导联假 s 波，而窦性心律时无对应的 r′ 波和 s 波。房室折返性心动过速心电图 QRS 波群后常可见到逆行 P 波，PR 间期＞ RP 间期，RP 间期常＞ 70 ms。

2.7 如何识别心房扑动或房性心动过速？

心房扑动：各导联的 P 波消失，代之以大小、形态相同、节律规则、快速的、连续锯齿样扑动波（又称 F 波），频率为 250 ～ 350 次 / 分，F 波多在 V_1、Ⅱ、Ⅲ、aVF 导联中明显可见。F 波之间密切衔接，无等电位线。心房扑动时心房激动波可呈不同比例房室传导，2∶1 房室传导最常见，表现为心室率 150 次 / 分的窄 QRS 波群的规则心动过速，注意和室上性心动过速或房性心动过速鉴别。

房性心动过速：频率常＜250 次 / 分。心电图 QRS 波群前可见 P 波，P 波间可见等电位线。PR 间期常＜RP 间期。

2.8 如何终止室上性心动过速?

（1）首先可采用刺激迷走神经的方法。深吸气后屏气同时用力做呼气动作（Valsalva 法）或用压舌板等刺激咽喉部产生恶心感。压迫眼球或按摩颈动脉窦（现已少用）。刺激迷走神经方法仅在发作早期使用效果较好。

（2）药物治疗：药物剂量及应用方法详见本章附表 1。

维拉帕米和普罗帕酮终止室上性心动过速疗效很好，推荐首选。室上性心动过速终止后即刻停止注射。使用时应注意避免低血压、心动过缓。

腺苷具有起效快、作用消除迅速的特点。对窦房结和房室结传导有很强的抑制作用，心动过速终止后可出现窦性停搏、房室传导阻滞等缓慢性心律失常，但通常仅持续数十秒，一般不需特殊处理。对有冠心病、严重支气管哮喘、预激综合征的患者不宜选用。国内也有应用腺苷三磷酸（ATP）终止室上性心动过速的报道，不良反应及注意事项同腺苷。

地尔硫䓬、β 受体阻滞剂也有效，但应用较少。

胺碘酮、洋地黄类药物在上述方法无效，或伴有器质性心脏病，尤其存在心力衰竭时，或存在上述药物的禁忌时可应用。

（3）其他治疗：食管心房调搏可用于所有室上性心动过速患者，特别适用于因各种原因无法用药者。具体方法见本章附录 1 食管调搏术。上述治疗方法无效或不适用时可行电复律。反复无休止发作时可行射频消融治疗。

2.9 如何处理特殊人群的室上性心动过速？

伴明显低血压和严重心功能不全的室上性心动过速：应使用电复律终止发作，不接受电复律者可试用食管调搏，也可选用洋地黄类药物。

伴窦房结功能障碍的室上性心动过速：宜首先考虑使用食管心房调搏。食管调搏也可与药物共同使用，终止前做好食管起搏的准备。

伴有慢性阻塞性肺疾病的室上性心动过速：非二氢吡啶类钙通道阻滞剂（维拉帕米或地尔硫䓬）列为首选。应避免使用影响呼吸功能的药物。

孕妇合并室上性心动过速：应用药物时需考虑孕妇及胎儿的近期和长期安全。首先宜用刺激迷走神经法或食管心房调搏终止室上性心动过速。血液动力学不稳定时可电复律。上述措施无效或不能应用时，腺苷、美托洛尔、维拉帕米也可应用。

2.10 何为房性心动过速？

房性心动过速是一种广义的室上性心律失常，起源于心房。其发病机制有多种，包括自律性增高、折返、触发激动。有单源性与多源性房性心动过速两种类型。房性心动过速的频率常＜250 次 / 分。慢性持续性房性心动过速易造成心动过速性心肌病。房性心动过速可伴有不同比例的房室传导，尤其是在屏气等刺激迷走神经、应用减慢房室传导的药物时易出现。

自律性增高的房性心动过速，心动过速起始时，心率逐渐加快（温醒现象），心动过速终止前，心率逐渐减慢（冷却现象）。常见于器质性心脏病、急性酒精中毒、慢性阻塞性肺疾病、电解质异常和地高辛过量，也可发生于健康成年人。

房性折返性心动过速常突然发作、持续性发作、P 波形态与窦性 P 波形态不同，常见于器质性心脏病患者。

2.11 如何治疗房性心动过速?

首先纠正引起房性心动过速的病因和诱因。

(1) 短阵房性心动过速如无明显血液动力学影响及症状，可观察。

(2) 慢性持续性房性心动过速的治疗

药物治疗：普罗帕酮、胺碘酮具有终止房性心动过速的作用，但效果不肯定。当无法终止或存在药物禁忌时，可考虑控制心室率，可选用洋地黄、β 受体阻滞剂、非二氢吡啶类钙通道阻滞剂(维拉帕米 / 地尔硫䓬)。

电复律：房性折返性心动过速可考虑电复律。自律性增高性房性心动过速电复律无效。

射频消融治疗：对于反复发作的房性心动过速可行射频消融。

3. 心房颤动

3.1 心房颤动如何分类?

心房颤动是最常见的心律失常之一，可发生于器质性心脏病或无器质性心脏病的患者，后者称为孤立性心房颤动。

按其发作特点和对治疗的反应可将心房颤动分为四种类型：

阵发性心房颤动：在 7 d 内能够自行终止的心房颤动，通常指持续时间在 48 h 内的心房颤动。

持续性心房颤动：持续时间超过 7 d 的心房颤动，或需经过药物或电复律才能转复者。当采用节律控制时，心房颤动持续时间超过 1 年称为长期持续性心房颤动。

持久性心房颤动：不适合或不愿意接受任何复律措施或无有效措施达到恢复窦性心律的心房颤动。

首次发作者称为初发心房颤动，可成为上述三种类型之一。

上述任何一种出现症状急性加重时，称为急性心房颤动或心房颤动急性加重期。

3.2 心房颤动需要与哪些心律失常鉴别?

与室上性心动过速鉴别：心房颤动伴快速心室率时(超过 150 次 / 分)，听诊或心电图表现节律较整齐，易被误诊为室上性心动过速。较长时间心电图监测可发现心律不齐，有助于诊断。

与室性心动过速相鉴别：心房颤动伴有差异性传导或旁路前传时，应与室性心动过速相鉴别。若 QRS 波宽窄形态不一，宽 QRS 波群之前有相对较长的 RR 间期，有利于差异性传导的诊断。若 QRS 波宽窄形态不一，QRS 波群起始部粗顿，可见心室预激波，有利于预激伴心房颤动的诊断。

3.3 心房颤动时的长 RR 间期如何处理？

心房颤动患者常因房室交界区的隐匿性传导而出现较长 RR 间期，以休息及夜间睡眠时常见，也见于药物作用。

无血液动力学障碍及相应症状，24 h 总体心率不十分缓慢，心率可随活动及休息而相应变化，无连续出现的长 RR 间期，不应诊断心房颤动伴房室传导阻滞，可观察，不做特殊处理，也无需调整当前服用的控制心室率的药物。

在除外药物及其他因素影响后出现下列任一情况应考虑起搏治疗：

- 出现与心动过缓或长 RR 间期相关的症状如头晕、黑矇或晕厥。
- 虽无症状，但 RR 间期＞ 6 s，或伴缓慢心室率。

3.4 哪些心房颤动患者需要抗凝?

（1）准备进行药物复律、电复律或心律可能自行转复的患者（如新发心房颤动或阵发心房颤动）。

（2）无论采用心室率控制或节律控制的方法，具有栓塞危险因素的心房颤动患者均应抗凝治疗，包括：

- 瓣膜病伴心房颤动患者；
- 肥厚型心肌病伴心房颤动患者；
- 具有血栓栓塞危险因素（$CHADS_2$ 评分≥ 1 分）的非瓣膜病患者（见表 3-1）；
- 有其他抗凝指征的心房颤动患者，如合并体循环栓塞、肺栓塞、机械瓣置换术后等患者。

表 3-1 非瓣膜病性心房颤动血栓栓塞危险因素评分（$CHADS_2$ 评分）

危险因素	评分
充血性心力衰竭（CHF）	1 分
高血压（Hypertension）	1 分
年龄 > 75 岁（Age）	1 分
糖尿病（DM）	1 分
既往卒中或 TIA（Stroke）	2 分

TIA：短暂性脑缺血发作

3.5 心房颤动患者转复节律时如何抗凝?（详见图 3-2）

心房颤动持续时间＜ 48 h，在电复律或药物复律之前或复律后即刻，应用肝素或低分子量肝素或新型口服抗凝药。复律后，无栓塞危险因素者，停用抗凝药。有栓塞危险因素者，需长期抗凝。未能复律者，根据有无栓塞危险因素决定是否长期抗凝。

心房颤动发作时间＞ 48 h 或持续时间不明的患者，若无急性复律指征，应在抗凝治疗 3 周后考虑择期复律。也可行经食管超声检查，明确无左心房血栓后在使用肝素或低分子量肝素抗凝的前提下提前复律。转复窦性心律后，继续进行 4 周的抗凝治疗，以后根据栓塞危险分层确定是否需要长期抗凝。

心房颤动持续时间＞ 48 h 或持续时间不明的患者，但血液动力学不稳定，有急性复律指征，在应用肝素或低分子量肝素前提下紧急复律，复律后继续抗凝治疗 4 周，以后根据栓塞危险分层确定是否长期抗凝。

复律不成功且具有栓塞危险因素的心房颤动患者需长期抗凝治疗。

3.6 电复律和药物复律的抗凝有区别吗?

心房颤动复律时栓塞的风险与复律的方式无关，即无论电复律或药物复律均需抗凝。

3.7 急性期抗凝药物如何选择？

普通肝素：70 U/kg 静注，之后以 15 U/（kg · h）开始输注，以后根据活化部分凝血活酶时间（aPTT）调整肝素用量，将 aPTT 延长至用药前的 1.5 ～ 2.0 倍。

低分子量肝素：应用方法及剂量可根据不同制剂和患者

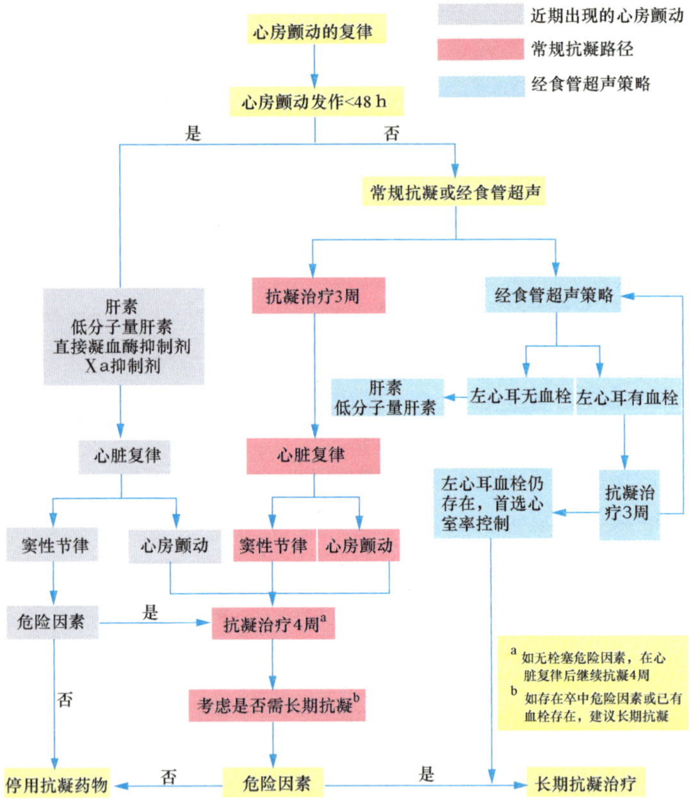

图 3-2 血液动力学稳定的心房颤动患者复律的抗凝治疗流程

体重，参照深静脉血栓的治疗剂量。如依诺肝素：每次 100 U/kg，皮下注射，每 12 h 一次；那曲肝素：每次 85 U/kg，皮下注射，每 12 h 一次。

新型口服抗凝药物也可用于心房颤动复律时的抗凝治疗。

3.8 如何应用华法林抗凝？

华法林减少和预防心房颤动所致卒中及体循环栓塞的

疗效确切，可用于瓣膜病及非瓣膜病性心房颤动患者。

华法林应用前需要评估栓塞、出血的危险因素，交代抗凝治疗的注意事项，强调定期监测的重要性。

华法林由肝代谢，代谢产物经肾排泄，半衰期 36 ～ 42 h。服药后 2 ～ 7 d 后出现抗凝作用，可在 2 ～ 4 周达到目标范围即 INR 2.0 ～ 3.0。

华法林本身的代谢受到遗传及环境因素的影响，药理作用易受到食物及药物相互作用的影响，需密切监测凝血指标，及时调整剂量。

初始剂量：华法林 2.5 ～ 3 mg/d，某些患者如老年、肝功能受损、充血性心力衰竭和出血高风险者，初始剂量可适当降低。如需快速抗凝，给予普通肝素或低分子量肝素与华法林重叠应用 5 d 以上，在给予肝素的第一天即给予华法林，并调整剂量，当 INR 达到目标范围时，停用普通肝素或低分子量肝素。

监测频率：在应用华法林治疗过程中，应定期监测 INR，并据此调整华法林剂量。华法林最佳的抗凝强度为 INR 2.0 ～ 3.0。首次服用华法林后 2 ～ 3 d 查 INR，治疗监测的频率应根据患者的出血风险和医疗条件而定。住院患者口服华法林 2 ～ 3 d 后开始每日或隔日监测 INR，直到 INR 达到治疗目标并维持至少两天。此后，根据 INR 结果的稳定性数天至 1 周监测 1 次，也可酌情延长，出院后可每 4 周监测 1 次。门诊患者剂量稳定前应数天至每周监测一次，INR 稳定后，可每 4 周监测 1 次。如需调整剂量，应重复前面所述的监测频率，直到剂量再次稳定。

剂量调整：初始剂量治疗 INR 不达标时，可按照 0.5 ～ 1.0 mg/d 的幅度逐渐递增并连续（每 3 ～ 5 d）监测 INR，直至达到目标值（2.0～3.0）。如 INR 一直稳定，偶尔波动且幅度不超过 INR 目标范围的上下 0.5，可不必调整剂量，可数天或 1～2 周后复查。如果 INR 连续测得结果位于目标范围之外再开始调整剂量。INR 如超过目标范围，可升高或降低原剂量的 5%～20%，调整剂量后注意加强监测。

3.9 哪些情况暂不宜应用华法林治疗?

- 围术期（含眼科与口腔科手术）或外伤；
- 明显肝肾功能损害；
- 未控制的中重度高血压（血压≥ 160/100 mmHg）；
- 凝血功能障碍伴有出血倾向；
- 活动性消化性溃疡；
- 妊娠；
- 2 周内的大面积缺血性卒中；
- 其他出血性疾病。

3.10 如何处理华法林所致的国际标准化比值（INR）异常升高和（或）出血并发症?

在华法林治疗过程中，对于 INR 异常升高时，需关注 INR 检测方法的准确性、维生素 K 摄入的变化、华法林的吸收及代谢变化、维生素 K 依赖的凝血因子合成及代谢的变化、其他药物治疗的变化、华法林服药的依从性等因素。

对于 INR 刚刚超过治疗范围，可在华法林每周用量的基础上，将华法林剂量增减 5%～20%，也可不改变剂量，更频繁监测 INR，观察 INR 是否恢复到治疗水平。

INR 升高明显（5.0～10.0）时，暂停华法林 1 d 或数天，重新开始用药时减少每周用量并密切监测。如患者有高危出血倾向或发生出血，则需采取更积极措施迅速降低 INR，包括应用维生素 K_1、输注新鲜冰冻血浆、凝血酶原浓缩物或重组凝血因子Ⅶ a。当 INR 范围在 5.0 ～ 10.0 时，静脉注射维生素 K_1 1.0 ～ 2.5 mg；当 INR 在 10.0 以上时，静脉注射维生素 K_1 5 mg。

轻微出血而 INR 在目标范围内时，不必立即停药或减量，应寻找原因并加强监测。

严重出血：首先应立即停药，输注凝血酶原复合物迅速逆转抗凝，还需静脉注射维生素 K_1 5 ～ 10 mg。

当患者发生出血并发症，但同时又需抗凝治疗预防栓塞（如机械性心脏瓣膜或有心房颤动及其他危险因素）时，治疗非常困难。找出并治疗出血的原因，降低抗凝强度，或有合适的情况改用抗血小板药物。

3.11 新型口服抗凝药物有何优势？

新型口服抗凝药物包括达比加群酯、利伐沙班、阿哌沙班，主要用于非瓣膜病心房颤动患者预防栓塞及卒中。上述所有新型抗凝药的半衰期均较短，服用简单，不需常规监测凝血指标，固定剂量给药，较少与食物或药物相互作用，安全性较好。与华法林相比：其疗效不劣于甚至优于华法林，颅内出血的风险明显减少，大出血不多于或少于华法林。

3.12 心房颤动患者心室率控制的目标是什么？

对于大多数血液动力学稳定的心房颤动患者需控制心室率。

急性发作期心室率控制的靶目标为 80 ～ 100 次 / 分。

慢性期心室率控制的靶目标为静息心率＜ 110 次 / 分，如症状控制不满意，可将心率进一步控制至静息时心率

＜ 80 次 / 分，中等程度活动时心率＜ 110 次 / 分。

3.13 如何控制心房颤动患者急性期心室率?

不伴心力衰竭、低血压或预激综合征的患者：可用静脉 β 受体阻滞剂（美托洛尔、艾司洛尔）、非二氢吡啶类钙通道阻滞剂（地尔硫䓬或维拉帕米）。

合并心功能不全、低血压者：可用胺碘酮、洋地黄类药物。

合并急性冠状动脉综合征者：可用静脉胺碘酮、β 受体阻滞剂、非二氢吡啶类钙通道阻滞剂。

3.14 如何控制心房颤动患者慢性期心室率?

可根据需要选择 β 受体阻滞剂、非二氢吡啶类钙通道阻滞剂、洋地黄类药物单独或联合应用。不主张首选胺碘酮用于慢性期心室率控制。

3.15 哪些心房颤动患者需复律治疗?

- 伴有血液动力学障碍的心房颤动患者；
- 血液动力学稳定但症状不能耐受的心房颤动患者，如无转复的禁忌证，可复律治疗；
- 有一过性诱因导致的心房颤动者，如甲状腺功能亢进、急性心肌缺血等已纠正，可复律治疗；
- 根据患者或医生的意愿选择。

3.16 心房颤动患者如何选择复律方式?（详见图 3-3）

复律方法有电复律和药物复律。电复律是终止心房颤动最有效的方法。无论使用哪种方法，复律前都应根据前述的原则抗凝治疗。

电复律适应证：血液动力学障碍或药物复律无效及不

适用的心房颤动患者。

药物复律适应证：主要适用于持续时间 1 周内的血液动力学稳定的阵发性心房颤动患者。

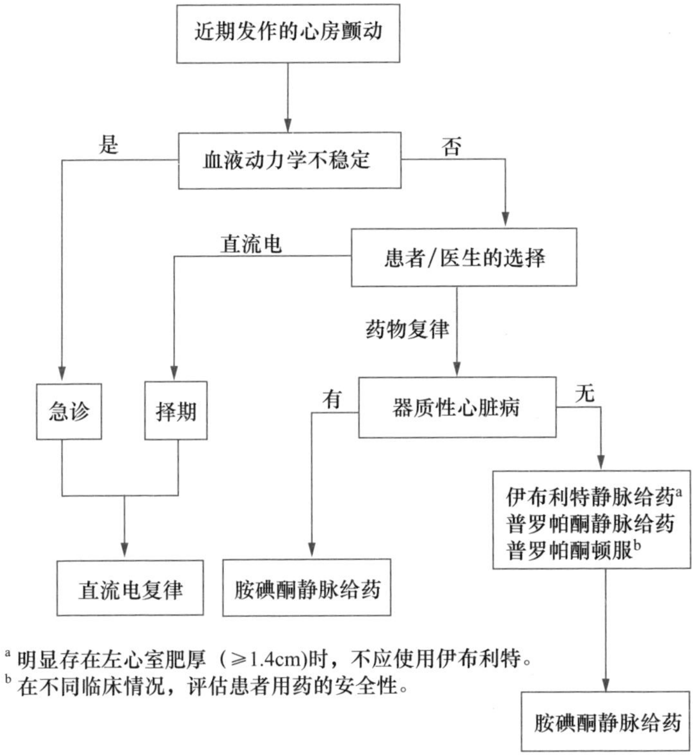

图 3-3　心房颤动患者的复律流程

3.17 心房颤动患者如何电复律？

复律前已按要求抗凝治疗，并行电解质、心脏超声检查，但紧急复律时除外。

对神志清醒者应给予静脉注射镇静剂（如地西泮、咪达唑仑等），直至意识朦胧状态后进行电复律。

电复律应采用同步方式。起始电量 100 ～ 200 J（双相波），200 J（单相波）。一次复律无效，应紧接着再次复律（最多 3 次）。再次复律可增加电量，最大可用到双相波 200 J，单相波 300 J。

3.18 心房颤动患者如何药物复律？（详见本章附表 1）

药物复律主要适用于持续时间 1 周内的心房颤动且血液动力学稳定的患者。

药物复律前评价患者有无器质性心脏病，据此确定复律的药物选择。

对于新发无器质性心脏病心房颤动患者，推荐静脉应用普罗帕酮。

新发心房颤动无明显器质性心脏病，不伴有低血压及明显左心室肥厚（室壁厚度＞ 1.4 cm），血电解质和 QTc 间期正常者，可使用伊布利特。开始给药至给药后 4 h 需持续心电图监护，防止发生药物促心律失常情况（如尖端扭转型室性心动过速）。

有器质性心脏病的新发心房颤动患者，推荐静脉应用胺碘酮。若短时间内未能转复，考虑择期转复时，可加用口服胺碘酮（200 mg，每日 3 次），直至累积剂量已达 10 g。

无明显器质性心脏病的阵发心房颤动患者，既往曾在院内严密监护下应用普罗帕酮复律，有效性和安全性已经得到证实，再次复发心房颤动时可考虑单次口服普罗帕酮 450 ～ 600 mg 复律。

不推荐使用洋地黄类药物、维拉帕米、索他洛尔、美

托洛尔及其他 β 受体阻滞剂用于心房颤动的转复。

3.19 心房颤动复律后节律控制需注意哪些问题?

抗心律失常药物维持窦性心律的效力是中度的。

临床上成功的药物治疗是减少心房颤动复发，减少心房颤动相关症状，而不是使其彻底消除。

若单一药物治疗失败，可考虑换药。

抗心律失常药物的致心律失常作用以及心脏外的副作用常见。选择药物时首先考虑安全性，而不是有效性。特别有效但安全性差的药物不应首选。

3.20 心房颤动复律后哪些抗心律失常药物可用于节律控制?

胺碘酮：胺碘酮比普罗帕酮、索他洛尔、决奈达隆或安慰剂能更有效地维持窦性心律，致心律失常的作用也较少，但具有相对高发的心脏外毒性作用。应在其他药物治疗失败或存在禁忌时使用。严重心力衰竭（纽约心脏协会心功能Ⅲ级和Ⅳ级或近期不稳定心功能Ⅱ级）患者应首选胺碘酮。

普罗帕酮：普罗帕酮可用于无明显器质性心脏病的心房颤动患者。不能用于缺血性心脏病或左心室功能障碍的患者。

索他洛尔：索他洛尔不具有复律作用，但可用于维持窦性心律。除明显心力衰竭、长 QT 间期综合征之外的患者均可应用。

决奈达隆：维持窦性心律的有效性不如胺碘酮，但安全性相对好。主要用于不伴有心力衰竭的阵发性心房颤动患者维持窦性心律。不建议用于复发的心房颤动患者。禁用于永久性心房颤动和心功能不全Ⅱ级以上的患者。

β 受体阻滞剂：对预防心房颤动复发或减少阵发性心房颤动发作次数有中度疗效。

3.21 心房扑动和心房颤动治疗上有哪些异同点？

心房扑动的总体治疗原则和措施与心房颤动相同。

心房扑动的心室率较难控制，所需药物剂量较大。

典型心房扑动（Ⅰ型或峡部依赖性心房扑动）除药物治疗外，部分患者可通过心房超速起搏终止心房扑动。射频消融成功率较高。

3.22 如何处理预激综合征合并心房颤动？

预激综合征合并心房颤动时可造成极快的心室率，出现严重症状，少数患者还可诱发严重室性心律失常。

由于预激综合征合并心房颤动/心房扑动患者血液动力学常不稳定，应首选同步电复律。

普罗帕酮、伊布利特可用于复律或心室率控制。胺碘酮也可用于预激综合征合并心房颤动的复律或心室率控制，但有致心室率增快的报道。

禁用洋地黄、β 受体阻滞剂、非二氢吡啶类钙通道阻滞剂。这些药物可导致经旁路前传增加，心室率进一步增快。

复律后建议射频消融治疗。

4. 室性心律失常

4.1 如何处理室性期前收缩（早搏）？

室性早搏的治疗方案根据有无器质性心脏病而有所不同。

合并器质性心脏病（包括急性冠状动脉综合征）的室性早搏：如不诱发其他严重心律失常，在处理基础疾病和诱因的前提下可考虑口服β受体阻滞剂，不建议常规应用抗心律失常药物。如室性早搏可诱发室性心动过速或心室颤动，可按照室性心动过速、心室颤动处理。

不伴有器质性心脏病的室性早搏：不建议常规抗心律失常药物治疗，更不建议静脉应用抗心律失常药。充分解释，打消顾虑，减轻其心理压力，有助于症状缓解。对精神紧张和焦虑的患者可使用镇静剂或小剂量β受体阻滞剂口服。症状明显者，治疗仅以消除症状为目的，可口服美西律、普罗帕酮或莫雷西嗪。不建议使用胺碘酮。

4.2 如何鉴别宽 QRS 波心动过速？

宽 QRS 波心动过速以室性心动过速最为常见，也可见于快速室上性心律失常伴有束支或室内传导阻滞、房室旁路前传，还可见于一些内环境紊乱及病理状态如高钾血症、高镁血症、低温、药物毒性作用等。

根据病史、辅助检查、12 导联心电图和（或）经食管心电图提供的心电信息进行鉴别。没有百分百准确的方法。P 波与 QRS 波群之间的关系是最有效的鉴别指标，存在室房分离，多提示为室性心动过速。此外，心电图的额面电轴位于无人区电轴（也称电轴极度左偏或重度右偏）、aVR 导联高 R 波高度提示室性心律失常的可能性大。也可参照图 3-4 Brugada 四步法鉴别。若诊断不清，按照室性心动过速处理。

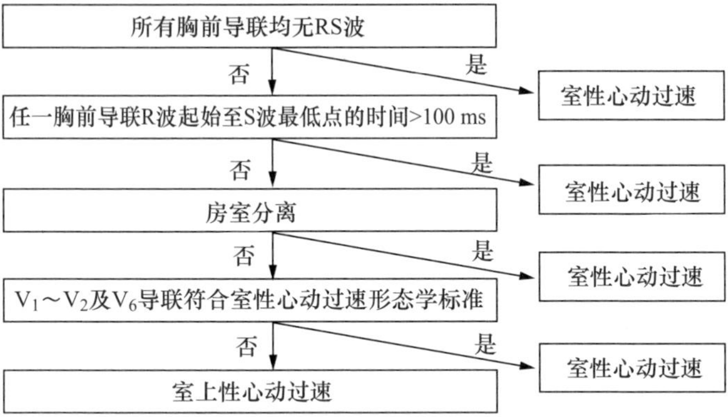

图 3-4 Brugada 四步法鉴别宽 QRS 波心动过速

4.3 什么是非持续性室性心动过速？

非持续性室性心动过速是指心电图上连续出现 3 个及以上室性早搏，持续时间小于 30 s。

无器质性心脏病的非持续性单形性室性心动过速一般不是恶性心律失常的先兆，不需处理，症状明显者可口服 β 受体阻滞剂。

无器质性心脏病的非持续性多形性室性心动过速，应注意评价是否存在离子通道疾病（如尖端扭转型室性心动过速等）。详见多形性室性心动过速的处理。

发生于器质性心脏病患者的非持续室性心动过速很可能是恶性室性心律失常的先兆。β 受体阻滞剂有助于改善症状和预后。症状明显者可按持续性室性心动过速应用抗心律失常药。

4.4 什么是持续性单形性室性心动过速？

持续性室性心动过速是指连续出现的室性异位搏动，在心电图同一导联 QRS 波群形态相同，发作持续时间＞30 s，或虽然＜30 s 但伴血液动力学不稳定。分为伴有器质性心脏病的单形性室性心动过速和不伴有器质性心脏病的特发性室性心动过速。

4.5 如何处理伴有器质性心脏病的持续单形性室性心动过速？

有血液动力学障碍者立即同步直流电复律。

血液动力学稳定的单形性室性心动过速可首先使用抗心律失常药，也可电复律。

抗心律失常药物的应用（剂量及用法详见本章附表 1 及附表 2）：首选胺碘酮。利多卡因只在胺碘酮不适用或无效时，或合并心肌缺血时作为次选药。β 受体阻滞剂常与其他抗心律失常药物联合应用。

4.6 什么是特发性室性心动过速？

无器质性心脏病的单形性室性心动过速亦称特发性室性心动过速，较少见。发作时有特征性心电图图形。起源于右心室流出道的特发性室性心动过速发作时 QRS 波呈左束支传导阻滞和电轴正常或右偏图形，左心室特发性室性心动过速也称分支型室性心动过速，发作时 QRS 波呈右束支传导阻滞和电轴左偏图形。

4.7 如何处理特发性室性心动过速？

起源于右心室流出道的特发性室性心动过速可选用维拉帕米、普罗帕酮、β 受体阻滞剂或利多卡因；左心室特发性室性心动过速，首选维拉帕米，也可使用普罗帕酮。

大多数特发性室性心动过速患者血液动力学稳定，但持续发作时间过长或有血液动力学改变者宜电复律。

特发性室性心动过速终止后建议射频消融治疗。

4.8 加速性室性自主心律需要处理吗?

加速性室性自主心律的心室率大多为 60 ～ 80 次 / 分，很少超过 100 次 / 分。常见于急性心肌梗死再灌注治疗时，也可见于洋地黄过量、心肌炎、高血钾、外科手术等。少数患者无器质性心脏病因，一般不需特殊治疗。如心室率超过 100 次 / 分，且伴有血液动力学障碍时可按照室性心动过速处理。

4.9 多形性室性心动过速如何分类?

多形性室性心动过速常见于器质性心脏病。持续性多形性室性心动过速可蜕变为心室扑动或心室颤动。不同类型多形性室性心动过速的抢救治疗措施完全不同。

根据 QT 间期分为：QT 间期正常的多形性室性心动过速；QT 间期延长的尖端扭转型室性心动过速；QT 间期缩短的多形性室性心动过速，详见图 3-5。

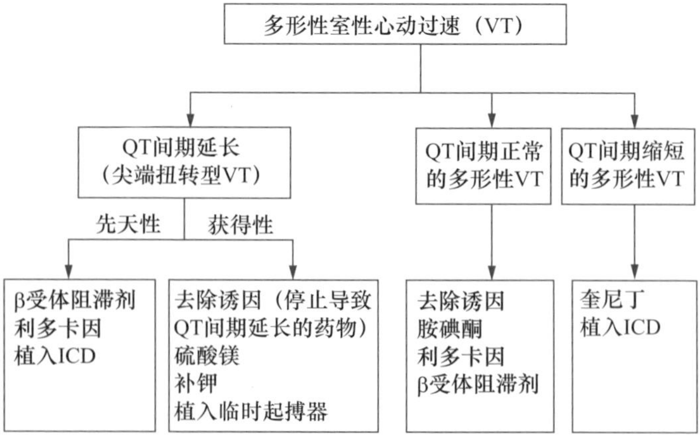

图 3-5 多形性室性心动过速诊治流程图

4.10 什么是尖端扭转型室性心动过速?

尖端扭转型室性心动过速是一种特殊类型的多形性室性心动过速，特指先天性或获得性 QT 间期延长所致的多形性室性心动过速。校正的 QT 间期（QTc）男性≥ 470 ms，女性≥ 480 ms。典型特征是 QRS 波群的波幅和波形围绕等电位线扭转（见图 3-6）。与一般多形性室性心动过速在发病机制和治疗上不同。

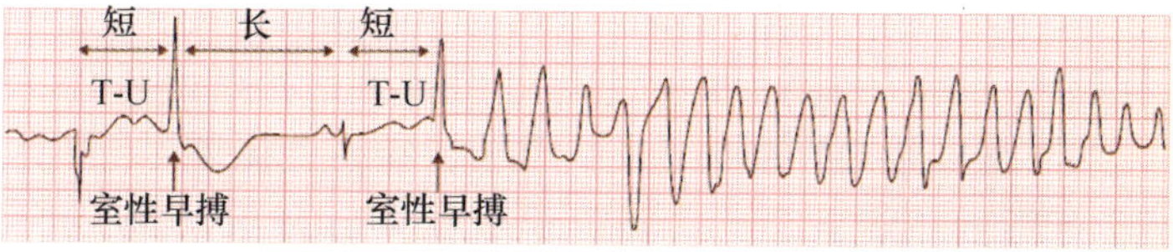

图 3-6 获得性 QT 间期延长所致尖端扭转型室性心动过速

发作前可见室性早搏所致 RR 间期短-长-短的变化，QT 间期在长 RR 间期后延长更显著

4.11 哪些因素可致获得性 QT 间期延长?

QT 间期延长可分为先天性和获得性，临床以获得性 QT 间期延长多见。

（1）先天性 QT 间期延长：是由多种影响心室复极化的心脏通道染色体基因突变所致。

（2）可引起获得性 QT 间期延长的因素包括：

- 药物：应用引起 QT 间期延长的药物，如某些抗心律失常药物、喹诺酮类抗菌药、抗真菌药、三环类抗抑郁药等。
- 女性、年龄大于 65 岁者。
- 心脏病：心肌缺血、心肌梗死、心肌炎、心力衰竭等病理生理改变可引起复极异常。
- 心室周期延长：心室周期延长可见于窦性心动过缓、

完全或高度房室传导阻滞，或突发的长间歇。

- 电解质紊乱：低血钾、低血镁。
- 潜在基因异常：基因突变所致亚临床遗传性长 QT 间期综合征。
- 其他：常见有中枢神经系统疾病如卒中、蛛网膜下腔出血，代谢性疾病如高血糖、糖尿病、甲状腺功能减退，感染性疾病和肿瘤，发热，酗酒等。

4.12 如何处理获得性 QT 间期延长导致的尖端扭转型室性心动过速？

纠正导致 QT 间期延长的诱因，特别注意停用可延长 QT 间期的药物。

硫酸镁：硫酸镁缓慢静脉注射用于发作频繁且不易自行转复者，静脉输注用于发作不严重者，直至尖端扭转型室性心动过速减少和校正的 QT（QTc）间期缩短至 500 ms 以内。

补钾：积极静脉及口服补钾，将血钾维持在 4.5 ～ 5.0 mmol/L。

临时起搏：适用于并发心动过缓或有长间歇者。常需 70 ～ 90 次 / 分或更快频率起搏，待纠正其他致 QT 间期延长的因素后，可逐渐减慢起搏频率，直至停用。

应用提高心室率的药物：适用于并发心动过缓或有长间歇者未行临时起搏治疗前，可应用异丙肾上腺素、阿托品提高心室率。

不应使用导致 QT 间期延长的抗心律失常药物。

4.13 如何处理先天性 QT 间期延长伴尖端扭转型室性心动过速？

减少或避免诱发因素，如减少或避免剧烈体力活动、声响刺激、精神刺激或情绪激动等。

避免应用延长 QT 间期的药物。

纠正电解质紊乱。

β 受体阻滞剂可作为首选药物，利多卡因及口服美西律对先天性 QT 间期延长综合征第 3 型可能有效。

急性期处理后，应考虑 ICD 治疗。

4.14 如何识别及处理短 QT 间期综合征？

短 QT 间期综合征是一种多基因遗传性心律失常性疾病，是有高度猝死危险的综合征。以 QTc 间期（QTc ≤ 300 ～ 330 ms）和心室或心房不应期明显缩短、胸前导联 T 波对称性高而尖为特点（见图 3-7），无器质性心脏病证据，可发生阵发性心房颤动、室性心动过速或心室颤动，临床表现以眩晕、心悸，以及晕厥反复发作和（或）心脏性猝死为特征。诊断短 QT 间期综合征必须排除引起一过性 QT 间期缩短的继发性原因，如高温、血钙或血钾水平高、酸中毒、自主神经张力变化等。

急性发作时可行电复律，奎尼丁可有减少及预防发作

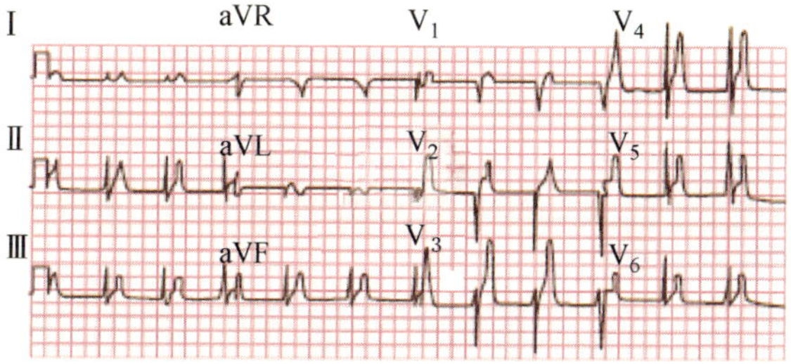

图 3-7　男性，15 岁，伴有晕厥发作的短 QT 间期综合征患者

QT 间期 280 ms，QTc 间期 325 ms，胸前导联高尖 T 波，J 点至 T 波顶点间期 140 ms

的作用。长期治疗应考虑ICD治疗。对于不能行ICD治疗或ICD放电频繁的患者，可应用奎尼丁治疗。氟卡尼可作为次选药物。

4.15 如何识别及处理短联律间期的多形性室性心动过速?

通常无器质性心脏病，有反复发作晕厥和猝死家族史，可自行缓解。心电图表现：室性早搏与正常QRS波群的联律间期为280～300 ms，QT间期正常。发作时表现为多形性室性心动过速，可蜕变为心室颤动，也可自行终止。

急性发作时可行电复律。血液动力学稳定者为终止发作可首选静脉注射维拉帕米。口服维拉帕米或普罗帕酮、β受体阻滞剂预防复发。维拉帕米无效者，可选用静脉注射胺碘酮。长期治疗建议植入ICD。

4.16 如何识别及处理Brugada综合征?

Brugada综合征是一种常染色体显性遗传性疾病，也存在遗传异质性和可变的外显率。患者的窦性心律心电图表现为右束支传导阻滞图形和V_1～V_3导联J点上移，J波形成，下斜型ST段、ST段马鞍形抬高，QT间期正常(见图3-8)。以上心电图改变并不一定同时具备，钠通道阻滞剂可致症状恶化或揭示Brugada综合征。临床有多形性室性心动过速或心室颤动发作，主要表现为晕厥或猝死，多在夜间睡眠中发生。

急性发作期可行电复律，反复发作者静脉应用异丙肾上腺素减少发作。植入ICD是预防心脏性猝死的唯一有效方法。

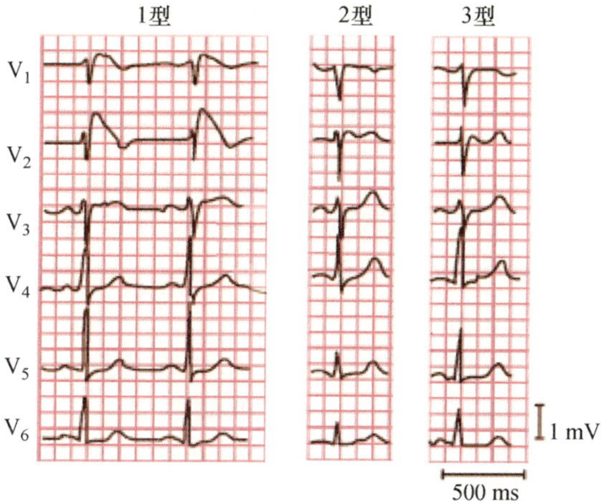

图 3-8　Brugada 综合征心电图改变分为 3 种类型

1 型：以突出的“穹窿型”ST 段抬高为特征，表现为 J 波或抬高的 ST 段顶点大于 2 mm 或 0.2 mV，伴随 T 波倒置。2 型：J 波幅度大于 2 mm，引起 ST 段逐渐下斜型抬高，紧随正向或双向 T 波，形成马鞍形“ST 段形态”。3 型：ST 段抬高小于 1 mm，可以表现为“马鞍型”或“穹窿型”，或两者兼有

4.17 如何识别及处理儿茶酚胺敏感性多形性室性心动过速?

儿茶酚胺敏感性多形性室性心动过速是指无器质性心脏病患者由运动诱发的多形性室性心动过速，典型发作者呈双向性室性心动过速，可进展为心室颤动。表现为晕厥、运动或情绪激动时出现多形性室性心动过速。

首选 β 受体阻滞剂。植入 ICD 是预防心脏性猝死的有效方法。

4.18 什么是可除颤的心搏骤停?

心搏骤停是指各种原因引起的心脏射血功能的突然停止，引起全身严重的缺血、缺氧。心搏骤停包含心脏停

搏、心室颤动、无脉性室性心动过速。心室颤动、无脉性室性心动过速导致的心搏骤停称为可除颤的心搏骤停，电复律是这类心搏骤停最有效的措施。

4.19 如何处理无脉性室性心动过速及心室颤动?

尽早胸外按压，建立人工循环。在除颤器尚未到位时，先进行胸外按压，按压频率 100 次 / 分，按压深度以使胸骨下移 5 cm 为宜。

尽早电复律。一旦取得除颤器，立即予最大能量（双相波 200 J，单相波 360 J）非同步直流电复律。电复律后立即重新恢复心肺复苏（CPR），直至 5 个周期的按压与通气（30：2）后再判断循环是否恢复，确定是否需再次电复律。

电复律无效时，可静注肾上腺素，再次电复律，仍为无脉性室性心动过速或心室颤动时，可快速静注胺碘酮 300 mg，再次电复律。在无胺碘酮或不适用时，可静注利多卡因 1.0 ～ 1.5 mg/kg。心搏骤停为尖端扭转型室性心动过速所致时，可静注硫酸镁 1 ～ 2 g。

心室颤动或室性心动过速终止后，进行复苏后处理。

4.20 什么是室性心动过速 / 心室颤动风暴?

室性心动过速 / 心室颤动风暴是指 24 h 内自发的室性心动过速 / 心室颤动 ≥ 2 次，并需紧急治疗的临床症候群。

4.21 如何处理室性心动过速 / 心室颤动风暴?

首先针对病因及诱发因素进行处理。

心室颤动或血液动力学不稳定室性心动过速发作时，尽快电复律治疗。血液动力学稳定的室性心动过速可电复律，也可以选择药物治疗。

常需药物的联合应用：最常用的为经典的离子通道阻滞剂（传统的抗心律失常药物）与 β 受体阻滞剂（如美托洛尔、艾司洛尔等）的联合。必要时也可选择不同种类的抗心律失常药物的联合治疗，如胺碘酮联合利多卡因。最常用的抗心律失常药物为胺碘酮。

心室超速抑制：对持续单形性室性心动过速，频率 ＜ 180 次 / 分且血液动力学相对稳定者，可植入心室临时起搏电极，在发作时进行超速刺激终止室性心动过速。

给予镇静、抗焦虑等药物，必要时进行冬眠疗法。

若患者已安装 ICD，应调整 ICD 的参数，以便更好地识别和终止心律失常发作。必要时评价射频消融的可能性。

4.22 哪些患者需射频消融治疗？

对于阵发性室上性心动过速（房室结折返性心动过速、房室折返性心动过速）、心房颤动、心房扑动、房性心动过速、特发性室性心动过速、束支折返性室性心动过速、某些伴有器质性心脏病的室性心动过速可进行射频消融治疗。一些频发房性、室性早搏伴有明显症状并可疑导致心脏扩大、心功能减退的患者可考虑试行射频消融治疗。

多形性室性心动过速、心室颤动通常不建议射频消融治疗。

4.23 哪些患者需安装埋藏式心脏复律除颤器（ICD）？

- 非可逆性原因引起的心室颤动或血液动力学不稳定的持续性室性心动过速导致的心搏骤停患者。
- 伴有器质性心脏病的自发性持续性室性心动过速患

者，无论血液动力学稳定或不稳定。

- 不明原因的晕厥，心脏电生理检查能够诱发出临床相关的具有明显血液动力学障碍的持续性室性心动过速或者心室颤动，或伴有显著左心室功能障碍的非缺血性扩张型心肌病或伴有严重器质性心脏病的患者。
- 心室功能正常或接近正常的持续性室性心动过速患者。
- NYHA 心功能 Ⅱ 级或 Ⅲ 级且左心室射血分数（LVEF）≤ 35%，心肌梗死后 40 d 以上或非缺血性扩张型心肌病患者。
- NYHA 心功能分级 Ⅰ 级且 LVEF ≤ 30%，心肌梗死后 40 d 以上或非缺血性心脏病患者。
- 陈旧性心肌梗死伴非持续性室性心动过速，LVEF ≤ 40%，电生理检查可诱发心室颤动或者持续性室性心动过速患者。
- 具有一项或一项以上的心脏性猝死主要危险因素的肥厚型心肌病或致心律失常性右心室心肌病或长 QT 间期综合征或家族性心肌病或左心室心肌致密化不全的患者。

5. 缓慢性心律失常

5.1 缓慢性心律失常包括哪些?

缓慢性心律失常包括窦性心动过缓、窦性静止、传导阻滞（主要是窦房传导阻滞、房室传导阻滞）等以心率减慢为特征的疾病。轻者可无症状，严重的心动过缓可造成低血压、心绞痛、心力衰竭加重、晕厥前兆或晕厥等血液动力学障碍。有些心动过缓（如三度房室传导阻滞）可继发 QT 间期延长而发生尖端扭转型室性心动过速，产生心源性脑缺血症状。

5.2 哪些原因导致缓慢性心律失常？

传导系统本身异常。

其他：应注意寻找并治疗可逆性诱因，包括肺栓塞、急性下壁心肌梗死、心肌炎、低血容量、低氧、心脏压塞、张力性气胸、酸中毒、药物过量、体温过低、高钾血症、甲状腺功能减退、睡眠呼吸暂停等。

5.3 哪些缓慢性心律失常不需安装永久起搏器？

不是所有缓慢性心律失常都需要安装永久起搏器。以下情况不是安装永久起搏器的适应证：

- 一些可逆性诱因导致的缓慢性心律失常随着诱因的纠正，心律失常得以纠正，如急性心肌缺血、高钾血症、酸中毒、睡眠呼吸暂停等引起的缓慢性心律失常，随着上述因素的纠正，缓慢心律失常得以纠正。
- 一些无明显症状的缓慢性心律失常如窦性心动过缓。

5.4 哪些患者需永久起搏器治疗？

除外一过性诱因或药物等可纠正的因素所致的缓慢性心律失常，具备下列任何一项指征时考虑安装永久起搏器：

- 有症状的窦性心动过缓、窦房传导阻滞、窦性停搏（包括慢快综合征）。
- 无症状的窦性停搏或窦房传导阻滞或房室传导阻滞，间歇时间超过 6 s。
- 无论有无伴随症状的持续性或间歇性三度房室传导阻滞，或二度 II 型房室传导阻滞（包括心房颤动伴缓慢心室率）。
- 二度 I 型房室传导阻滞伴有症状或电生理检查为希

氏束内或希氏束以下部位阻滞。

- 不明原因晕厥伴束支传导阻滞，且电生理检查希氏束–心室间期（HV 间期）≥ 70 ms 或未行进一步检查的部分患者。
- 伴或不伴症状的交替性束支传导阻滞。
- 年龄 ≥ 40 岁，反复发作、无预兆的反射性晕厥，出现窦性停搏或房室传导阻滞者或倾斜试验诱发出心脏抑制反应者。
- 临床表现以心脏抑制为主的颈动脉窦综合征和无预兆的反复发作的晕厥。

5.5 如何处理有症状的缓慢性心律失常？

（1）积极寻找并治疗可逆性诱因。

（2）对有症状的心动过缓，应起搏治疗。

（3）对有症状的心动过缓但不具备起搏条件患者，起搏治疗前先给予药物治疗：

- 阿托品可用于窦性心动过缓、窦性停搏、二度 I 型房室传导阻滞。不宜用于二度 II 型房室传导阻滞、三度房室传导阻滞伴室性逸搏心律的患者。
- 多巴胺、肾上腺素、异丙肾上腺素可用于阿托品无效或不适用的有症状的心动过缓患者，也可用于起搏治疗前的过渡。注意药物可导致心肌氧耗量增加，加重心肌缺血，产生新的快速性心律失常。

6. 药物治疗

6.1 应用普罗帕酮时应注意什么？

普罗帕酮静脉用于终止阵发性室上性心动过速、转复阵发性心房颤动。口服用于预防和减少心房颤动发作，控制房性早搏、室性早搏。但由于普罗帕酮易出现促心律失常作用和负性肌力作用，不宜用于冠心病、心力衰竭及明显器质性心脏病患者。

6.2 维拉帕类钙通道阻滞剂可用于治疗室性心动过速吗?

维拉帕类钙通道阻滞剂可用于治疗无器质性心脏病的特发性室性心动过速如左心室特发性室性心动过速（也称分支型室性心动过速）、极短联律间期的多形性室性心动过速。不能用于治疗有器质性心脏病的室性心动过速。

6.3 所有室性心动过速患者都可用胺碘酮吗?

不是所有室性心动过速患者均可用胺碘酮。

单形性室性心动过速及非 QT 间期延长所致的多形性室性心动过速可用胺碘酮终止或预防室性心动过速。

先天性或获得性 QT 间期延长所致的尖端扭转型室性心动过速，因胺碘酮可延长复极时间，导致 QT 间期延长，会加重尖端扭转型室性心动过速的发作，此种情况下胺碘酮为禁忌。

某些特殊类型的多形性室性心动过速如 Brugada 综合征、短 QT 间期综合征等用胺碘酮无效。

6.4 慢性阻塞性肺疾病伴心律失常时可静脉应用胺碘酮吗?

胺碘酮导致的肺毒性（肺间质纤维化）作用主要与长期口服用药相关，多在应用 1 年以后出现。短时间静脉应用胺碘酮很少有肺组织的不良反应。此外慢性阻塞性肺疾病患者与其他患者相比应用胺碘酮是否更易出现肺毒性不良反应尚无肯定结论，故慢性阻塞性肺疾病伴心律失常时，不是静脉应用胺碘酮的禁忌证。

6.5 哪些情况适宜应用胺碘酮？

（1）恶性室性心律失常的急性期控制及二级预防：不伴 QT 间期延长的单形性及多形性室性心动过速的终止及预防复发。对于电复律无效的室性心动过速及心室颤动，胺碘酮静注可改善电复律效果。

（2）心房颤动的药物复律及心室率控制：胺碘酮可用于合并心力衰竭、冠心病等器质性心脏病或其他药物无效或不适用的心房颤动患者的药物复律、窦性心律的维持、心室率的控制。

6.6 静脉应用胺碘酮应注意哪些问题？

胺碘酮的正确用法：胺碘酮具有高度的脂溶性，分布容积大，静脉应用胺碘酮分布半衰期短，静脉用药后，药物迅速向组织中分布，静脉用药 10 min 时血药浓度不及峰浓度的 1/6。胺碘酮的疗效与体内的蓄积剂量密切相关。正确的静脉用药方法应先予负荷量，继之静脉维持剂量。如仅给静脉推注负荷量，不随之给予静脉维持剂量，药物效应不能维持。如仅给静脉维持剂量，而不给静脉负荷量，血浆及组织中的药物蓄积需要的时间延长，影响药物迅速发挥作用。

应用葡萄糖注射液稀释药物：胺碘酮静脉给药应使用葡萄糖液进行稀释，不建议用生理盐水稀释胺碘酮，这是由于生理盐水与胺碘酮有可能产生结晶，虽然未有影响药物作用的报道，但不建议用。

疗效判断：静脉应用胺碘酮使室性心动过速终止的作用相对弱，其主要疗效是在室性心动过速终止后减少和预防室性心律失常的复发。静脉推注胺碘酮后室性心动过速未能终止，首先判断应用剂量是否合理。如血液动力学状态稳定，距前次用药 10～20 min 后，可再次追加负荷量，如仍未能终止，可考虑电复律。复律后，继续应用胺碘酮，观察其对减少和预防心律失常的作用。胺碘酮充分发挥抗心律失常的作用可能需要数小时至数天的时间。胺碘酮疗效不能仅以推注负荷量后是否终止心律失常来判断，也不能以用药早期和减量过程中心律失常复发作为无效的判断标准，上述情况常因胺碘酮在体内蓄积不够所致。

6.7 静脉应用胺碘酮的主要不良反应是什么？

静脉应用胺碘酮的不良反应与长期口服胺碘酮不同。

静脉应用胺碘酮的主要不良反应为肝损害、低血压、心动过缓、静脉炎。肝损害可发生于用药后数小时至数天。用药时需要监测肝功能。

口服胺碘酮的主要不良反应为甲状腺功能异常、肝损害、消化系统症状、肺毒性等。胺碘酮对甲状腺功能的影响既可为甲状腺功能减退也可为甲状腺功能亢进。但服药 3 个月内的患者，不能依据促甲状腺激素（TSH）的变化诊断甲状腺功能异常。用药后早期由于体内调节机制等使 TSH 浓度升高，但不意味着甲状腺功能异常。3 个月后体内的代谢状态重新恢复了动态平衡，TSH 可重新成为判断甲状腺功能状态的检测指标。

附录1 食管调搏术

适应证

（1）鉴别诊断：在窄 QRS 波心动过速中，可通过分析食管心电图 P 波与 QRS 波的关系鉴别室上性心动过速与心房扑动、室上性心动过速与室性心动过速。

（2）终止阵发性室上性心动过速。

（3）临时起搏：仅适用于窦房结功能障碍者。作为不能或不适用经静脉临时起搏患者的临时过渡性治疗。

操作方法

（1）向患者解释检查过程与感觉。

（2）插入电极：患者平卧或坐位。以液态石蜡浸润电极导管，从鼻孔或口腔缓慢将电极插入。当导管尖端抵达会厌时，令患者做吞咽动作，同时顺势推送导管通过会厌。

（3）电极导管定位：成人一般插入 30 ～ 40 cm，可根据身高调整或看到明确的心房波（最大振幅正负双向心房波）来判断。

（4）食管心电图记录：将食管电极的末端与心电图的一个胸前导联相联记录食管心电图。

（5）刺激电压：从 15～20 V 开始。若不能夺获心房，逐渐增加电压，一般不超过 35 V。

（6）刺激方法：终止室上性心动过速可从高于心动过速频率 30 次 / 分的频率开始刺激，每刺激 8 ～ 10 次后停止，如无效，可以 10 次 / 分的间距增加刺激频率。最高不超过 250 次 / 分。

（7）疗效观察：用食管调搏法终止心律失常全程需心电图监测。室上性心动过速一般随着有效刺激停止而立即终止，出现窦性心律。

（8）起搏：将起搏频率置于所需频率，从 20 ～ 25 V 电压开始刺激，观察心电图，确认刺激是否夺获心房。如效果不好，可在刺激的同时增加电压至稳定起搏夺获心房。食管起搏常引起患者明显的不适感，时间不宜过长，仅可作为经静脉起搏前的过渡。

附录 2　临时起搏术

适应证

（1）血液动力学障碍的缓慢性心律失常。

（2）长间歇依赖的尖端扭转型室性心动过速。

（3）终止某些持续性单形性室性心动过速。

起搏方法

（1）经皮起搏：将两个特制电极片粘贴于心尖部和右胸上部，也可粘贴于前后胸部。连接具有起搏功能的除颤器。进行起搏电压和频率调节。一般需数十伏电压才可起搏成功。此法操作简单，但患者可疼痛不适，难以耐受。经皮起搏不能完全夺获心室。只可作为紧急情况下或等待经静脉起搏的过渡措施。

（2）经静脉起搏：可在床边或 X 线指导下操作。采用经皮穿刺法经颈静脉、锁骨下静脉或股静脉植入临时起搏电极，将电极尖端置于右室心尖部，尾端与临时起搏器相联。选择适当起搏频率和电压起搏。经静脉临时起搏电极可保持数日，甚至更长时间。但时间过长将出现感染、血栓等并发症。应酌情抗感染及抗凝治疗。

（3）经食管电极起搏：见前述。

附录 3　电复律术

非同步电复律

（1）适应证：适用于心室颤动 / 无脉性室性心动过速

的抢救和某些无法同步电复律的室性心动过速。

（2）操作步骤：

患者仰卧。

将除颤电极板涂以专用导电糊，导电糊应均匀分布于两块电极板上。

选择非同步方式（一般开机后即为此模式）。

选择最大电量，即单相波除颤用 360 J，双相波用 200 J。

电极板位置安放："STERNUM" 电极板上缘放于胸骨右侧第 2 肋间，"APEX" 电极板上缘置于左腋中线第 4 肋间。电极板与皮肤紧密接触。

充电，关闭氧气。

环顾患者四周，确定操作者和周围人员与患者无直接或间接接触。

对电极板施加一定压力（3 ～ 5 kg）。

再次观察心电示波，确认有电复律指征。双手拇指同时按压放电按钮。

放电后，移开电极板，继续心肺复苏。以后根据循环恢复情况决定是否需再次电复律。

同步直流电转复

（1）适应证：适用于心房颤动、阵发性室上性心动过速、阵发性室性心动过速伴血液动力学障碍及药物治疗无效者。

（2）操作步骤：

患者仰卧。

吸氧。

持续心电监护。

建立静脉通道。

做好气管插管等复苏抢救准备。

将复律方式调为同步。观察心电图示波，检查除颤器同步性能。

经静脉缓慢注入镇静剂（如地西泮、咪达唑仑等），直至患者出现神志朦胧状态，或睫毛反射消失，停止用药。

将电极板涂以导电糊，并分别放置于患者右锁骨中线第 2 肋下方及左腋中线第 4 肋间，电极板与皮肤紧密接触。

根据不同心律失常选择复律电量并充电。关闭氧气。

充电完毕，周围人员离开床边。持续按住放电按钮，直至放电。

观察并记录心电图。如无效，可重复电复律（最多 3 次）。再次复律应增加电量，最大可用到双相波 200 J，单相波 360 J。

复律过程中与复律成功后，均须严密监测心律 / 心率、呼吸、血压、神志等变化。

第四章

心血管科就诊患者的心理处方中国专家共识

为心血管科患者制订心理处方的目的是将“双心医学”作为“心脏整体防治体系”的组成部分，立足于心血管疾病的学科体系，对心血管疾病受到来自精神心理因素的干扰或表现为类似心脏病症状的单纯精神心理问题，进行必要、恰当的识别和干预。

心内科就诊的患者中大量存在精神心理问题或精神心理问题与心血管疾病并存，由于传统的单纯医学模式，常忽视精神心理因素，使患者的治疗依从性、临床预后和生活质量明显降低，从而成为目前心血管医生在临床工作中必须面对又迫切需要解决的问题。我国临床医生对精神心理卫生知识的了解远不能满足临床需要，临床中遇到大量此类问题时难以运用有效的手段进行干预。为进一步改善心血管疾病患者的生活质量及预后，实现心血管和精神心理的“双心”康复，中国康复学会心血管病专业委员会和中国老年学学会心脑血管病专业委员会组织心血管内科和精神疾病科相关专家，共同撰写《心血管科就诊患者的心理处方中国专家共识》(以下简称共识)，旨在为广大心血管医师在临床工作中提供有益的、可供借鉴的参考与指导。

为使共识更具操作性，本共识中精神心理障碍包括：心境恶劣、轻中度焦虑和（或）抑郁（定义为超出患者所能承受或自我调整能力，对其生活和社会功能造成一定影响，但严重程度没有达到或符合精神疾病的具体诊断标准）、惊恐发作和谵妄。

1. 我国心血管病患者精神心理问题现状

1.1 心脏科就诊患者中常伴有精神症状

2005 年在北京 10 家二、三级医院的心血管内科门诊，对连续就诊的 3260 例患者的调查显示，抑郁检出率为 7.1%，焦虑检出率为 42.5%，其中在冠心病患者中抑郁和焦虑检出率分别为 9.2% 和 45.8%，高血压患者中分别为 4.9% 和 47.2%；研究还显示，在心血管科就诊患者中，12.7% 无法诊断心血管疾病，而精神症状明显；27.7% 为心血管病患者合并存在精神症状[1]。

1.2 无论有无器质性心脏疾病，均可伴有精神症状

有部分在心脏科就诊的患者，没有明确躯体疾病，但精神症状明显。同时，也有相当部分心血管病患者存在焦虑、抑郁症状。在对 1083 例经冠状动脉造影诊断为冠心病的住院患者的调查显示，抑郁检出率为 7.9%，焦虑检出率为 28.3%，同时符合焦虑抑郁状态者占 14.3%。在因胸痛而行冠状动脉造影检查的患者中，冠状动脉正常或接近正常的患者占 10% ～ 40%，其中大部分患者的心脏主诉也难以用其他器质性疾病解释，而这些患者中 15% 最

终诊断为惊恐障碍，27% 诊断为抑郁症[2]。

1.3 患者的心理问题呈现异质性

在患者患病和就诊的过程中，无论患者的主诉是否已得到合理解释和有效处理，都会有相应的心理活动，焦虑、抑郁只是其中的一部分表现，患者背后的心理问题呈现异质性。部分患者回避疾病，否认其严重性，也不坚持医疗指导；部分患者变得过分在意身体，呈典型的虑病状态，即使经有效治疗，仍反复出现躯体不适；部分患者原有长期适应不良的心理状况，如神经症或亚临床神经症，有的出现发作性心理疾病如抑郁发作、惊恐发作等；同时，患者心脏疾病的严重程度直接影响其精神状态，如心脏疾病严重时出现急性脑综合征——谵妄，或患病后表现出心理适应障碍等；此外，心理-生理交互作用导致躯体疾病，如慢性焦虑症患者发生高血压，暴怒后发生应激性心肌病、急性心肌梗死等。了解患者患病后的心理变化，有助于患者的整体治疗和康复。

2. 如何识别精神心理问题

2.1 筛查

心脏科的临床诊疗节奏快，对患者的情绪体验难以逐一查清。心理问题筛查尤为重要。可在诊疗同时，采用简短的三问筛查法，初步筛出可能有问题的患者。三个问题是：①是否有睡眠不好，已经明显影响白天的精神状态或需要用药？②是否有心烦不安，对以前感兴趣的事情失去兴趣？③是否有明显身体不适，但多次检查都没有发现能够解释的原因。3 个问题中如果有 2 个回答为“是”，符合精神障碍的可能性为80%左右。也可在患者等待就诊时，采用评价情绪状态的量表筛查。推荐《躯体化症状自评量表》《患者健康问卷-9项（PHQ-9）》《广泛焦虑问卷7项（GAD-7）》《综合医院焦虑抑郁量表（HAD）》等[3-5]（见本章附录1～3）。

针对谵妄的评估工具有10多种，在综合医院使用最多的是“意识模糊评定法”（confusion assessment method，CAM）的简本（4个条目），其全版本有11个条目。同时CAM还拓展了专门用于重症监护治疗病房（ICU）的CAM-ICU，特别便于连续评定术后或病情严重、住在ICU的患者。已有中国研究人员采用CAM-ICU对冠状动脉旁路移植术（CABG）后患者的谵妄进行研究。另外，还有供护士使用的谵妄评定工具，其中精神科医师翻译并进行过效度检验的是《护理谵妄筛查量表》。

2.2 常用量表的作用与局限

量表作为开发的标准化评估工具，有着各自的用法和适用范围。有的量表需培训过才能具有评价一致性，如《汉密尔顿抑郁量表》，是由受训合格的专业人员施测的，不能由患者自填。有的量表用于筛查，灵敏度和特异度都合格，但作为考察病情变化的指标过于简单。大部分自评问卷属于症状评定，不能据此直接做出精神科诊断，因为患者自己显然不具备对不良情绪进行鉴别诊断和按专业分类的能力。而且，不同精神科诊断的症状谱存在交叉，不能根据抑郁自评评分高，就诊断抑郁症或根据焦虑自评评分高而诊断焦虑症。

由此可见，了解不同评估工具的具体用法和适用范围尤其重要，是避免错误的保证。

2.3 精神科诊断与简易诊断

对心脏科患者进行精神科诊断时精神科医生应采用世界卫生组织公布的诊断标准《国际疾病分类（第10版）（ICD-10）》第5章——精神与行为障碍[6]。由心内科医生初步预诊断和处理，可参照ICD-10的普及保健版本（ICD–10普及版）。其中不仅有经过世界卫生组织推荐的简化诊断标准，而且有怎样向患者和家属交代病情，怎样初步处理的建议。

3. 心血管科精神心理问题患者的临床处理

心脏科就诊患者的精神心理问题临床处理跨度大，从普通人的患病反应，到患病行为异常及适应障碍，到慢性神经症患者的特殊应对方式，到药物副作用造成的精神症状以及心脏疾病严重时出现的脑病表现。很难用一个模式应对所有情况。共识列出心脏科医生起到难以替代作用的几种处理方法。因为第一线接触患者的是心脏科医生，而很多患者会拒绝转诊至精神科，同时心血管疾病是致命性疾病，而心脏科患者存在的精神心理问题通常是亚临床或轻中度焦虑、抑郁，没有达到精神疾病的诊断标准，这部分患者由心脏科医生处理更安全、方便。

3.1 支持性心理帮助

认知因素在决定患者的心理反应中是关键性因素，包括对病因和疾病结果的态度，对治疗的预期作用的态度等。患者在获得诊断和治疗决策阶段，以及后续治疗和康复阶段，可能经历多种心理变化，作为心脏科医生主要的帮助手段是认知行为治疗和运动指导。

一般患病反应的处理：认知行为治疗。

健康教育：心血管科患者常因对疾病不了解、误解和担忧导致情绪障碍，需要从心理上帮助患者重新认识疾病，合理解释患者心脏疾病转归和预后，纠正患者不合理的负性认知，恢复患者的自信心，可使很多患者的焦虑抑郁情绪得到有效缓解。健康教育可通过定期讲课形式或一对一咨询方式进行。内容包括冠心病、高血压、心律失常、心力衰竭等疾病的防治课程，让患者了解疾病的发生和预后，减少误解和不了解造成的心理障碍。同时让患者了解精神心理障碍对心脏疾病发生的影响，使得患者重视精神心理障碍的治疗。

心理支持：有精神障碍的患者往往有大量主诉，在漫长的就医过程中，做了许多检查，用了许多药物治疗，但患者病情仍然得不到很好缓解，同时患者常会感到自己的病症得不到医生的重视和家人理解，使患者心生怨言；这时，医生要对患者病情表示理解和同情，耐心倾听和接受患者对疾病的描述，在患者阐述病情时，除了心血管病症状，要尽可能详细询问患者有无其他不适主述，如睡眠问题、有无紧张和担心害怕、有无乏力和情绪不佳；讨论症状出现时的心理情绪问题，要了解患者对本身心脏疾病的认识，有无随时感到疾病会对自己造成重大威胁，或对疾病的治疗和恢复失去信心；要了解患者发病之初有无负性生活事件，如亲人病故、病重以及其他重大精神创伤和压力。有时患者虽然有强烈求治愿望，但因屡治不好，也会对医生失去信赖。通过上述与患者的充分交流沟通，可重新取得患者信任，在对患者病情充分了解的情况下，结合本专业知识，对患者进行合情合理的安慰，给予其适当的健康保证，打消其顾虑，恢复患者战胜疾病的勇气和信心。心理障碍患者固有的心理防御机制使他们倾向于隐瞒自己的抑郁、焦虑情绪，同时也担心医生考虑精神因素时，会耽误对心脏疾病的诊断和治疗。此时须帮助患者认识到其目前的病情与精神心理障碍可能有关，抑郁、焦虑同样会导致患者有躯体不适，同时帮助患者正确判断其心血管疾病的严重程度，客观评价患者临床症状与心血管疾病之间的关系，让患者自己认识到被夸大的疾病症状。同时要详细解释精神心理障碍的治疗必要性，解释药物使用过程中的特点和注意事项，以取得患者对疾病诊断的充分理解和对治疗的积极配合。

提高治疗依从性：研究显示，合并有精神障碍的患者治疗依从性差，表现为对抗焦虑、抑郁治疗的不依从，以及对心血管康复、二级预防的不坚持。因此，提高患者的治疗依从性对改善患者预后非常重要。可从以下方面予以注意。①加强治疗指导。以患者能够理解的方式进行，使用亲切的语言使患者感到宽慰，根据患者医疗需求和受教育程度提供浅显易懂的口头和书面信息，如为什么需要治疗，怎样治疗，治疗的益处，各个药物的用法用量、注意事项，和可能产生的不良反应，用药方案尽量适应患者的生活工作习惯，通过对患者健康教育过程提高患者对自身疾病的认识，正确理解治疗方案，促使患者家属积极配合，支持和监督患者接受治疗。②调动支持系统。支持系统作为一种社会心理刺激因素会影响患者的身心健康，通过提供正确、合理的家庭社会支持，改善家庭和社会环境，成为提高治疗依从性的重要措施。家庭、社会的支持对患者精神健康有直接促进作用，能够让患者在遇到应激事件时，更好应对困难、渡过难关，降低应激事件对身心健康产生的消极影响，减少心理障碍的诱发因素，降低发病率。而且良好的家庭、社会支持，可对疾病康复起到促进作用同时减少疾病复发；反之，缺乏家庭、社会有效支持的患者得不到良好康复，会增加疾病复发机会。鼓励患者家属和患者之间的感情互动，可促进患者恢复，同时要对患者家属进行适当健康教育，提醒患者家属避免过度紧张给患者造成更大的精神压力。

随访：随访有利于定期了解患者病情变化和指导患者进一步治疗，可提高治疗依从性，提高患者对治疗的信心。随访从患者接受治疗开始，每 1 ～ 2 周一次，之后适当延长随访时间，随访中，医生主要观察患者治疗的效果及药物反应，并根据随访情况调整用药及支持性治疗内容；治疗早期随访非常重要，在权衡有无副作用及其程度的情况下尽量把药物剂量加到有效值，同时鼓励患者治疗达到足够疗程，减少复发。远期随访可获得长期效果，随访过程对患者具有持续心理支持作用。随访方式可通过门诊咨询、电话或信件等方式进行。

随访过程中，如反复出现治疗依从性不好，患病行为异常（如陷入疑病状态不能自拔）或出现报警信号（缺乏依据地投诉医生或有自我伤害行为），应请精神科或临床心理科会诊，缓冲患者负面情绪造成的压力，避免与患者陷入纠缠乃至对立的医患关系。

3.2 运动疗法

运动治疗对冠心病的益处已经是医学界的共识，大量研究也证明运动改善冠心病患者生存率的同时能够改善患者的焦虑、抑郁症状。Lavie 等[7]进行的随机对照研究显示运动训练可改善冠心病患者的焦虑和抑郁症状，并且不论患者是年轻人还是老年人都有效。Richard 等[8]对 522

例冠心病患者追踪观察平均长达4年，结果显示运动治疗能使合并抑郁障碍的冠心病患者病死率降低73%，同时该研究结果还提示只需较小程度地改善患者的心肺功能，即可降低抑郁障碍的发病率以及冠心病患者的死亡率。国内学者研究同样得出相似结论：3个月的运动治疗显著改善心血管神经症患者的焦虑、抑郁负性心理障碍，进一步提示运动治疗对心血管疾病和负性心理应激两方面都有肯定疗效[9]。

运动治疗前，须对患者综合评估，包括：①确认患者有无器质性病变及程度；②患者焦虑、抑郁情况及程度，既往治疗情况，有无复发史等；③心肺功能及运动能力。如果有条件建议患者进行运动评估，并结合患者的兴趣、需要及健康状态来制订运动处方，并遵循个体化的运动处方进行运动治疗。如果条件受限不能进行运动评估，或者患者未合并器质性心脏病，也可以根据年龄、运动习惯等因素给予适当的运动指导。运动处方包括运动频率、强度、时间和方式。根据运动试验结果（如静息心率、最大心率、血压和心电图的改变）、病变程度、左心功能状况和症状来确定运动强度，运动强度以50%～70%最大摄氧量或靶心率（运动需达到的心率为60%～80%的最高心率），靶心率根据运动试验结果或者公式算出，对于有些患者也可根据自觉劳累度分级（RPE）达13（略感用力）来调整运动强度。根据运动训练实施过程中患者对训练的反应，以及再评定的结果，不断对运动处方进行修订。对于所有患者，医生应鼓励其进行每周3～5天，最好每天，每次30～60 min的中等强度（如上所述）有氧锻炼，辅以日常活动如散步、园艺、做家务，每天两次的抗阻训练，包括哑铃、弹力带等应用。

运动治疗应遵循一般原则，并注意：①建议高危患者在有心电和血压监护下运动。一方面可以观察患者在运动中的心血管反应，及时调整运动处方；另一方面可消除患者对运动的恐惧心理，让患者在放松状态下运动。低危患者可以选择在康复中心或者家中进行运动训练，建议在运动过程中播放舒缓的音乐，营造放松的运动环境。②低危冠心病患者或心血管神经症患者有氧运动强度可偏大，建议达到最大运动量的 70% ～ 80%；高危冠心病患者则从中低强度开始，循序渐进。在每次运动前后给予柔韧性运动方式进行热身和放松，有助于预防运动损伤。中老年患者可进行平衡训练降低运动中跌倒的风险。在运动治疗一段时间后应适当增加抗阻训练，以增强肌力和肌耐力，改善患者的生活质量。③治疗过程中多和患者及家属交流，及时解答患者的困惑。多给予鼓励，尤其是在患者有进步时，心理支持（包括对家属的心理支持）应贯穿治疗的始终。

3.3 药物治疗

对于合并心理适应问题或精神障碍的心脏疾病患者，对症处理可改善患者的精神症状，提高生活质量；但何种药物处理能够对心脏疾病有益，仍存争议。

目前药物治疗主要有以下几个研究：

选择性 5- 羟色胺（5-HT）再摄取抑制剂（SSRI 类）干预：对冠心病患者合并抑郁干预治疗的三个重要临床试验分别是 SADHART[7，10]、ENRICHD[8，11]、CREATE[12，14]试验。SADHART 研究评价舍曲林治疗急性心肌梗死或不稳定型心绞痛合并抑郁的效果和安全性，研究纳入 369 例符合纳入标准的重症抑郁患者，结果表明舍曲林治疗心肌梗死或者不稳定型心绞痛合并抑郁有效安全。ENRICHD

研究纳入 2481 例心肌梗死合并抑郁患者，干预措施包括使用舍曲林的常规治疗和认知行为治疗，6 个月随访发现两种干预措施可改善抑郁的症状，但是 29 个月之后的随访结果发现 2 组的无心血管危险事件生存率差异无统计学意义。ENRICHD 的延伸研究[9、13]发现，药物和认知治疗虽然不能降低患者远期的死亡率，但经干预后抑郁症状没有改善的患者预后差。CREATE 研究是随机、对照、2×2 因子的队列研究，对 284 例冠心病合并抑郁患者进行干预。干预措施为使用药物西酞普兰、人际心理治疗（Interpersonal Psychotherapy，IPT）、临床处理（Clinic Management，CM），分成 4 组：IPT ＋ CM ＋西酞普兰；IPT ＋ CM ＋安慰剂；CM ＋西酞普兰；CM ＋安慰剂。预后指标使用汉密尔顿抑郁量表（Ham-D）和 BECK 抑郁量表（BDI）检测抑郁的程度，随访 12 周的结果表明西酞普兰明显减轻抑郁程度，而 IPT 治疗效果不优于 CM。

去甲肾上腺素能和 5- 羟色胺能抗抑郁剂（NaSSA 类）干预：MIND-IT 研究[10，15]是随机双盲安慰剂对照、前瞻性多中心的临床试验，对 2177 例心肌梗死患者进行抑郁评估，有 91 例患者符合 DSM- Ⅳ（第 4 版）的抑郁诊断标准。使用 17 项的 Ham-D，BDI、临床疗效总评量表（Clinical Global Impression，CGI）和症状自评量表（SCL-90）来评估抑郁症状。40 例患者使用米氮平（Mirtazapine）治疗，51 例患者使用安慰剂。24 周随访发现，米氮平治疗急性心肌梗死后抑郁效果优于安慰剂。但该类药物对于心血管疾病患者的远期预后仍需进一步研究。氟哌噻吨美利曲辛复合制剂用于心血管病患者的安全性和有效性目前缺乏国际多中心研究数据，国内有大量小规模单中心研究显示该药用于心血管病患者安全有效。

3.4 药物治疗注意事项

治疗目标要确切，如针对明显焦虑症状或抑郁症状。

全面考虑患者的症状谱特点（如是否伴有失眠）、年龄、躯体疾病状况、有无合并症、药物的耐受性等，尽量做到个体化用药。

剂量逐步递增，采用最低有效量，使出现不良反应的可能性降到最低。与患者有效地沟通治疗的方法，药物的性质、作用，可能的不良反应及对策，增加患者对治疗的依从性。

新型抗抑郁药物一般治疗在 2 周左右开始起效，治疗的有效率与用药持续时间存在函数关系，如果足量治疗 6 ～ 8 周无效，应重新评估病情（咨询精神科），若考虑换药，首先考虑换用作用机制不同的药物。

治疗持续时间一般在 3 个月以上，具体疗程目前缺乏研究证据，需根据具体病情决定后续康复措施和药物治疗角色。

3.5 心血管科患者抗抑郁、焦虑药物选择

抗抑郁、焦虑药物按作用机制包括如下 8 类：单胺氧化酶抑制剂，三环类抗抑郁药和四环类抗抑郁药，SSRI，5-HT 受体拮抗和再摄取抑制剂（SARI），5-HT 和去甲肾上腺素（NE）再摄取抑制剂（SNRI），NaSSA，多巴胺和去甲肾上腺素再摄取抑制剂，氟哌噻吨美利曲辛复合制剂。

有安全性证据支持用于心血管病患者的抗抑郁、焦虑药物包括以下几种：

SSRI：是当今治疗焦虑、抑郁障碍的一线用药，由于一般 2 周以上起效，适用于达到适应障碍或更慢性的焦

虑和抑郁情况。研究认为该类药物用于心血管病患者相对安全。适应证：各种类型和各种不同程度的抑郁症、焦虑症、疑病症、恐惧症、强迫症、惊恐障碍、创伤后应激障碍等。禁忌证：对 SSRI 类过敏者；禁止与单胺氧化酶抑制剂、氯米帕明、色氨酸联用。用法：SSRI 类药物镇静作用较轻，可白天服用；若患者出现困倦乏力可晚上服用。为减轻胃肠道刺激，通常餐后服药（表 4-1）。建议心血管病患者从最低剂量的半量开始，老年体弱者从 1/4 量开始，每 5 ～ 7 天缓慢加量至最低有效剂量。

表 4-1　常用 SSRI 剂量和用法

药名	半衰期	常用治疗量（mg/d）	最高剂量（mg/d）	用法
氟西汀	4 ～ 6 d	20 ～ 40	60	1 次 / 天
帕罗西汀	24 h	20 ～ 40	60	1 次 / 天
舍曲林	22 ～ 36 h	50 ～ 100	200	1 次 / 天或分次口服
西酞普兰	35 h	20 ～ 40	60	1 次 / 天

苯二氮䓬类：用于焦虑症和失眠的治疗。特点是抗焦虑作用起效快。根据半衰期可以分为长半衰期和短半衰期两类。常用的长半衰期药物有：地西泮、艾司唑仑、氯硝西泮等；常用的短半衰期药物有：劳拉西泮、阿普唑仑、咪达唑仑、奥沙西泮等。长半衰期的药物，更适合用于伴有失眠的情况，睡眠时用药，由于老年患者代谢慢，第二天上午往往也有抗焦虑效果，但应注意其肌松作用，老年人要防止跌倒、直立性低血压，重症患者注意呼吸抑制。由于有一定成瘾性，现在临床一般作为抗焦虑初期的辅助

用药，较少单独使用控制慢性焦虑。鉴于中老年患者个性往往已定型，加量也很慎重，在医生指导下用药，即使是短半衰期的药物，出现病理性成瘾（剂量不断增加）也很少见。注意事项：有呼吸系统疾病者要慎用，易引起呼吸抑制，导致呼吸困难。长期使用会产生药物依赖，突然停药可引起戒断反应。建议连续应用不超过 4 周，逐渐减量停药。

唑吡坦和佐匹克隆是在苯二氮䓬类基础上开发的新型助眠药物，没有肌松作用和成瘾性。特点是对入睡困难效果好，晨起没有宿醉反应。但相应缺乏改善睡眠中段失眠的作用，也不能改善早醒。没有抗焦虑作用。部分老年患者用唑吡坦后，可能出现入睡前幻觉（视幻觉为主）。

氟哌噻吨美利曲辛：该药是一个复合制剂，含有神经松弛剂（氟哌噻吨）和抗抑郁剂（美利曲辛），其中美利曲辛含量为单用剂量的 1/10 ～ 1/5，降低了不良反应，并协同调整中枢神经系统功能、抗抑郁、抗焦虑和兴奋特性。适应证：轻中度焦虑抑郁、神经衰弱、心因性抑郁、抑郁性神经官能症、隐匿性抑郁、心身疾病伴焦虑和情感淡漠、更年期抑郁、嗜酒及药瘾者的焦躁不安及抑郁。禁忌证：心肌梗死急性期，循环衰竭，房室传导阻滞，未经治疗的闭角性青光眼，急性酒精、巴比妥类药物及鸦片中毒。禁与单胺氧化酶抑制剂同服。用法：成人通常每天 2 片，早晨及中午各一片；严重病例早晨剂量可加至 2 片。老年患者早晨服 1 片即可。维持量：通常 1 片 / 天，早晨口服。对失眠或严重不安的病例，建议在急性期加服镇静剂。老人或此前未接受过精神科治疗的患者，有时半片也能达到效果。

目前尚无安全性证据支持用于心血管病患者的抗抑郁焦虑药物包括：SARI 代表药物曲唑酮，主要用于有轻中度抑郁或焦虑合并失眠的患者，该类药物可引起直立性低血压，建议夜间使用。SNRI 类药物文拉法辛、度洛西汀和 NaSSA 类药物米氮平：这两类药物抗焦虑抑郁效果较好，但 SNRI 类药物有升高血压风险，NaSSA 类药物有促进食欲、增加体重和糖代谢紊乱风险，目前临床上用于心血管病患者的安全性还不明确。单胺氧化酶抑制剂临床很少用。多巴胺和去甲肾上腺素再摄取抑制剂丁螺环酮、坦度螺酮，具有抗焦虑作用，可作为高血压伴焦虑患者的用药，对其他心血管病的安全性不明确。

三环类和四环类抗抑郁药：因副作用多，药物相互作用复杂，目前已不用于抗抑郁和抗焦虑的一线用药。但小剂量用药，有一定优势，如小剂量氯米帕明（每晚 50 mg），对不典型疼痛有效（不依赖其抗焦虑作用）；小剂量阿米替林或多虑平夜间用，有催眠作用，而没有肌松作用或剂量耐受性。该类药物有导致 QT 间期延长和恶性心律失常风险，故而不建议用于心血管病患者，禁用于心肌梗死急性期、有严重房室传导阻滞和心电节律不稳定的患者。

3.6 放松训练与生物反馈技术

放松训练可减少心血管事件及再发，促进病情恢复。接受简单放松训练的手术患者表现出术后谵妄减少，并发症减少，住院时间缩短。包括运用腹式呼吸和集中注意力的想象进行渐进性肌肉放松、自我催眠、沉思、冥想及生物反馈训练。

生物反馈治疗倾向用于那些喜爱器械及对“谈话治

疗”持怀疑态度的患者。通过传感器将采集到的内脏活动的信息加以处理和放大，及时并准确地用人们所熟悉的视觉信号或听觉信号加以显示，相当于让人们听到或看到自己内脏器官的活动情况。通过学习和训练，人们就能在一定范围内做到对内脏器官活动的随意性控制，对偏离正常范围的内脏器官活动加以纠正，恢复内环境的稳态，从而达到防治疾病的目的。

3.7 特殊疾病的处理

（1）谵妄

在 20 世纪 90 年代中期对于谵妄的处理就有很详细的总结，提出针对外科 ICU 重症患者的一些经验。谵妄的治疗与焦虑、抑郁的治疗原则不同。对于已经插管进行人工通气的患者，如出现躁动，咪达唑仑起效快、代谢快，可供选择。对于没有进行人工通气的患者，出现躁动不是插管的指征。如没有人工通气指征，抗焦虑和适当约束患者是更好的选择，同时应注意抗焦虑药物的肌松作用，检查血氧，除外低氧血症加重谵妄。值得注意的是，苯二氮䓬类药物，特别是高效价药物大量使用，可加重和延长意识障碍，应和抗精神病药物联合使用。

使用抗精神病药物，首要原则是分型处理，对于激越型患者，在 1 ～ 2 d 内达到和维持强力镇静只适用于严重病例，同时注意重建患者的昼夜节律；对于淡漠型患者，目的是帮助其调节昼夜节律，以期辅助患者恢复意识。没有哪种药物能让患者很快恢复意识，抗精神病药物的作用是镇静。

在药物选择上，氟哌啶醇是传统的经典药物，对激越有效，但促进睡眠效果不大。虽然对胆碱能系统影响小，一般不加重意识浑浊，但缺点是可造成 QT 间期延长，对于有室性心律失常的患者，不建议应用。最近有个案报道和开放性研究提示，新型抗精神病药物，如奥氮平，在老年患者的谵妄处理中有一定优势。

除用药外，护理方面的照顾也是患者恢复的基本要素。恰当地强调时间、人物、地点定向，与固定陪护人员的合作等，可在很大程度上降低谵妄患者受伤和出现激越的风险。

精神科会诊医生的作用在于：①利用自己的经验，帮助内科医生寻找病因；②对患者及家属进行安慰，对陪护人员进行健康教育；③提醒和协助处理谵妄患者相关的医疗决策等伦理和法律问题。

对于重症患者的谵妄，预防更重要。在风险因素中，除了不可改变的因素，有些诱因如减少多药并用、少用芬太尼镇痛、早期纠正睡眠障碍等是可改变的因素。患者入住冠心病监护治疗病房（CCU）后，监测皮质醇水平、肌酐水平，有助于预测谵妄的出现。另外，已有医疗团队开发了脑血氧监测系统，经对症处理，可减少术后谵妄的发生。

（2）惊恐发作

惊恐发作是急性焦虑发作，常常表现为突发心悸、胸闷、窒息、恐惧以及濒死感，伴有出汗、颤抖、无力、心率增快、血压升高等交感兴奋表现，强烈发作一般持续 10 ～ 20 min，可自行缓解。由于和心肌梗死的临床症状相似，常在综合医院急诊科或心内科就诊，常被误诊为冠心病，因治疗无效患者常反复就诊、住院和重复检查。

心脏疾病或其他躯体疾病（如低血糖、哮喘发作）可诱发惊恐发作，酒精、药物或毒品可以导致易感个体出现惊恐发作。也可是单纯惊恐发作，无法找到可以解释症状的病因或精神应激诱发因素。

有器质性疾病基础的惊恐发作，转归往往随原发病的病程而改变，但有时控制了原发疾病，惊恐发作仍可反复出现；无器质性疾病基础的惊恐发作，往往自然缓解，但过后有的患者有明显疲乏感，持续数小时甚至 1 ～ 2 d；也有的年轻患者发作后一切如常，但同样容易反复发作。

处理原则：①对惊恐发作的识别和处理应当前移到急救车或急诊阶段。②鉴别诊断和对症处理同步进行。③对症处理上，首选迅速起效、半衰期短的苯二氮䓬类药物，如咪达唑仑、阿普唑仑、劳拉西泮等，必要时静脉给药。注意患者原发疾病的影响，如对心肺功能差的患者应注意药物的呼吸抑制作用，在有插管和通气支持条件下使用药物更安全。④对于无器质性疾病或酒、药、毒品线索的惊恐发作，对症处理后，应及时进行健康教育，告知患者发作的性质，告知应对方法（放松训练或药物处理）；对于反复发作的患者，建议转诊精神科。

一旦发现患者属于反复惊恐发作，而且没有医学疾病或酒、药、毒品的作用，或者这些因素得到控制，惊恐发作仍反复出现，应注意其容易导致疑病和在内科各亚专科反复就诊。转诊精神科时，如果患者坚持留在内科系统接受帮助，应考虑发作处理以外的中长期治疗。

鉴于苯二氮䓬类药物长期治疗可能效果下降，间断用药不能防止复发，持续用药又容易产生依赖，建议选用其他有惊恐发作治疗适应证的药物。美国食品药品监督管理局（FDA）批准的治疗惊恐障碍的药物有：帕罗西汀、氟西汀、舍曲林、文拉法辛、艾司西酞普兰、阿普唑仑、氯硝西泮；中国食品药品监督管理局（CFDA）批准的药物有：帕罗西汀、艾司西酞普兰和氯米帕明。（临床实践中，医生可根据实际需要选择未在中国批准其适应证的抗抑郁药物，但需告知患者。）

药物治疗过程中患者可能将一些不良反应，如心动过速、头晕、口干等误认为是疾病的表现。而且，有的患者在药物治疗早期不耐受 5-HT 激动作用，症状会加重（药物的不良反应多发生在开始治疗的第 1 周），治疗前向患者告知药物不良反应的特点、可能的应对方式，提高患者依从性，避免过早停药而延误治疗。在治疗早期，建议合用具有抗焦虑作用的苯二氮䓬类药物如劳拉西泮（根据个体差异，每日用量 0.5 ～ 2.0 mg，分次服用），缓解焦虑，增加患者对药物不良反应的耐受性，提高治疗的依从性。另外，抗抑郁药物从小剂量开始应用，一般从半量开始（如帕罗西汀 10 mg、1 次 / 天，舍曲林 25 mg、1 次 / 天等），根据患者的耐受性，逐渐增加到治疗的有效剂量。治疗遵循足量、足疗程原则，一般持续 12 周，控制症状；维持期治疗一般 1 年左右，根据患者的临床特点考虑逐渐减药。

药物治疗的目标是控制症状，一般在治疗 2 ～ 3 个月后可以做到。如果遇到困难（如治疗依从性差），应当转诊精神科或请精神科会诊。若经 2 ～ 3 个月药物治疗达到控制症状的目标，除提醒患者还需维持治疗外，心理梳理和心理康复工作这时显得更为重要，这往往需要临床心理师或兼有心理治疗特长的精神科医生的帮助。

3.8 分工、转诊以及与精神科合作

对心理问题和精神障碍的处理，心脏科医生有医学基

础的优势——可把握心脏情况的专长，弱势在于临床心理学和精神病学专业知识薄弱。但凭借医患交流的一般经验和对人的敏感性，完全有能力识别心理问题、处理心理反应和一般适应不良问题；尤其对急性焦虑发作的鉴别诊断与一线处理，其作用是精神专科医生无法替代的。

生物医学模式可以很好解释的脑病问题（重症患者的谵妄），心脏科医生经培训也不难掌握。由于谵妄经常出现在重症监护等场合，精神科医生不可能随时在场，能否及时发现和处理对躯体疾病的预后又有肯定的影响，因此识别和处理谵妄也应以心脏科医生为主，精神科医生协助。

精神科医生的长处在于与特殊服务对象打交道，与各种长期陷于精神痛苦、反应方式特殊的患者打交道。精神科医生熟悉和精于处理各种精神症状，特别是重症精神症状（如迟滞性抑郁），能够辨析精神症状背后的精神病理意义，组织和采取应对措施。

在分工方面，凡是经过培训的心脏科医生处理起来困难的病例，原则上应请精神科会诊。精神科医生可帮助明确精神科诊断（包括潜在的心理动力特点分析和个性发展问题呈递），明确处理的目标和预期效果。同时，也可帮助内科同行丰富相关专业知识和改善自己的心理应对能力。

具体需要会诊和转诊的情况包括：①难治性病例，即经过一次调整治疗不能耐受副作用或仍无改善的病例。②依从性不好的病例，在医生恰如其分地交代病情和处理必要性、注意事项前提下，仍反复中断治疗，导致病情波动的。③重症病例，伴有明显迟滞、激越、幻觉或转为兴奋、敌对的。④危险病例，有自伤或自杀危险，或有伤人危险的。⑤投诉病例，抱怨不同医生处理不当，理由证据并不充分的。

4. 心内科医生处理心理问题患者时应注意的问题及可以采用的流程

在心脏科就诊的患者，主要是来解决心脏主诉，即使伴有情绪问题，也未必主动叙述情绪症状；而是诉说睡眠不好、乏力、心悸、胸闷、胸痛、头晕、背痛等躯体症状；相当部分患者，精神症状没有典型精神障碍者严重，潜在的心理问题是异质性的，有的仅仅是一般心理适应问题。

需特别指出，的确符合精神障碍，特别是神经症诊断标准的患者中，约有 20% 不能认可精神障碍的诊断，此时不能强求患者接受。不要强调焦虑、抑郁状态的临床诊断，可给予心脏神经症、自主（植物）神经功能失调或其他患者可以接受的解释，而重在保证临床处理能够进行。

在门诊面对患者时，建议采用以下流程：

详细询问病史。在常规询问患者的现病史、既往病史及用药情况同时，也应了解患者是否有躯体症状反复就诊而没有合理的病因（三问筛查中的一问），另外，询问一般生活中的普通症状，如胃口、进食、二便、睡眠问题等，也有提示情绪问题的意义（其中睡眠也是三问中的一问）；在患者发现医生重视其生活中的困扰、关心他的生活情况下，适当问及情绪困扰（如遇事紧张或难以平复、兴趣活动缩窄等；是否有心烦不安、对以前感兴趣的事情失去兴趣为三问筛查中的一问），也就弄清了症状发生与情绪背景，给患者提供机会梳理各种症状与情绪波动有无相关性，对帮助患者认识某些躯体症状与情绪的关系有帮助。

进行必要的相关心血管病检查，从而对于患者躯体疾病或生理功能紊乱的判断更有依据，判断主诉中哪些可用心血管疾病解释，哪些不能；针对心血管疾病的性质和程度，应有什么处理。

如果患者三问筛查中有 2 个以上给予肯定回答或发现其他心理问题线索，可有针对性进行《躯体症状自评量表》、PHQ-9、GAD-7 或 HAD 评估。

如果精神症状已存在较长时间（1 个月以上）或症状明显造成生活紊乱，在心理支持和征得患者认同情况下，及时给予抗抑郁、焦虑药物治疗。

治疗过程中可以应用量表评分，根据量表分值变化观察药物治疗是否有效、是否需加药或换药。

5. 双心培训模式

5.1 知识模块讲座

知识模块培训可分为三个阶段。第一阶段，普及讲座。由医院组织心血管科全体医护人员开展双心知识模块动员培训，通过典型案例来激发医护人员对开展双心工作的理解和兴趣，培训前后要发放调查问卷，通过调查问卷筛查出感兴趣的医生和护士，并引导感兴趣的医护人员自由报名参加下一阶段的培训。第二阶段，属于高阶培训，约需要为期 2 d 的封闭式知识技能培训。主要培训模块包括对患有抑郁症、焦虑症和其他常见的精神疾病（躯体障碍、睡眠障碍、药物依赖等）合并心血管疾病患者的识别和干预，医生（健康服务提供者）与患者间有效的沟通技巧，基于应对压力管理的认知行为疗法和行为激活，躯体疾病伴发精神疾病患者的精神药物的使用等。第三阶段，与精神科一起开展双心联合会诊工作，对于一些疑难的病例定期进行精神科医生与开展双心工作的心血管科医生联合诊治，以提高双心医生的综合诊疗技能。

5.2 临床操作演示与实习

仅有部分专业知识对于临床处理显然不够。应针对临床常见心理问题和精神障碍，进行专案培训。复习相关知识基础上，进行案例示教、角色扮演，并定期组织跨学科查房讨论，强化所学技能。具体内容可包括：①交代病情时的医患沟通；②介入检查和治疗的术前谈话；③焦虑综合征的识别与处理；④抑郁症的识别与处理；⑤急性应激障碍的识别与处理；⑥谵妄的识别与处理；⑦慢性心力衰竭患者的心理支持；⑧临终关怀与相关伦理问题。

5.3 培训效果评估

培训效果评估是指针对特定的培训计划及实施过程，系统收集评价资料，作为筛选、修改培训计划等决策判断的基础。通过培训效果评估，能够反映出受训医护人员及相关单位从培训当中所获得的收益。而对于患者，可改善伴发心理问题的心血管疾病患者接受医疗服务的持续性、满意度、生命质量和预后。同时，通过培训效果评估，可获得培训项目的改进信息。

参考文献

[1] 刘梅颜，胡大一，姜荣环，等. 心血管内科门诊患者合并心理

问题的现状分析 . 中华内科杂志，2008，47（4）：277-279.

[2] 邓必勇，崔建国，李春坚，等 . 住院冠心病患者 1083 例心理状况的调查与相关分析 . 中华心血管病杂志，2010，38（8）：702-705.

[3] 庄琦，毛家亮，李春波，等 . 躯体化症状自评量表的初步编制及信度和效度研究 . 中华行为医学与脑科学杂志，2010，19(9)：847-849.

[4] Lichtman JH，Bigger JT，Blumenthal JA，et al. Depression and coronary heart disease：recommendations for screening，referral，and treatment. a science advisory from the American Heart Association Prevention Committee of the Council on Cardiovascular Nursing，Council on Clinical Cardiology，Council on Epidemiology and Prevention，and Interdisciplinary Council on quality of care and outcomes research：endorsed by the American Psychiatric Association. Circulation，2008，118：1768-1775.

[5] Yang Y，Ding R，Hu D，et al. Reliability and validity of a Chinese version of the HADS，for screening depression and anxiety in psycho-cardiological outpatients [J/OL]. Compr Psychiatry，2013 [2013-10-10]. http：//www.ncbi.nlm.nih.gov/pubmed/24199886.DOI：10.1016/J.j.comppsych.2013.08.012.

[6] 董景武 . 疾病和有关健康不足的国际统计分类 ICD-10（第一卷）. 2 版 . 北京：人民卫生出版社，2011.

[7] Lavie CJ，Milani RV. Adverse psychological and coronary risk profiles in young patients with coronary artery disease and benefits of formal cardiac rehabilitation. Arch Intern Med，2006，166：1878-1883.

[8] Milani RV，Lavie CJ. Impact of cardiac rehabilitation on depression and its associated mortality. Am J Med，2007，120：799-806.

[9] 刘遂心，朱洁，孙明，等.有氧运动干预对心血管神经症的影响.中国行为医学科学，2005，1 4：421-424.

[10] Glassman AH，0" Connor CM，Califf RM，et al. Sertraline treatment of major depression in patients with acute MI or unstable angina. JAMA，2002，288：701-709

[11] Berkman LF，Blumenthal J，Burg M，et al. Effects of treating depression and low perceived social support on clinical events after a myocardial infarction：the enhancing recovery in coronary heart disease patients (ENRICHD) randomized trial. JAMA，2003，289：3106-3116.

[12] 中华医学会心血管病学分会，中国康复医学会心血管病专业委员会，中国老年学学会心脑血管病专业委员会.冠心病康复与二级预防中国专家共识.中华心血管杂志，2013，41：267-275.

[13] Camey RM，Blunenthal JA，Freedland KE，et al. Depression and late mortality after myocardial infarction in the enhancing recovery in coronary heart disease (ENRICHD) study. Psychoson1 Med，2004，66：466474.

[14] Lesperance F，Frasure-Smith N，Koszycki D，et al. Effects of citalopram and interpersonal psychotherapy on depression in patients with coronary artery disease the canadian cardiac randomized evaluation of antidepressant and psychotherapy efficacy (CREATE) trial. JAMA，2007，297：367-379.

[15] Honig A，Kuyper AM，Schene AH，et al. Treatment of postmyocardial infarction depressive disorder：a randomized，placebo controlled trial with mirtazapine. Psychosom Med，2007，69：606-613.

附录 1　广泛焦虑问卷 7 项（GAD-7）量表

在过去两星期，有多少时间您受以下任何问题困扰?（在您的选择下打√）

编号	项目	0 =完全不会	1 =几天	2 =一半以上的日子	3 =几乎每天
1	感觉紧张、焦虑或着急				
2	不能停止担忧或自我控制担忧				
3	对各种各样的事情担忧过多				
4	很难放松下来				
5	由于不安而无法静坐				
6	变得容易烦恼或急躁				
7	感到似乎将有可怕的事情发生而害怕				

注：轻度患者：5 ～ 9 分；中度患者：10 ～ 19 分；重度患者：＞ 20 分

附录 2　患者健康问卷 -9 项（PHQ-9）量表

在过去的 2 周里，您是否有过以下 9 种问题困扰，请选择并在相应的位置打上“√”。

编号	项目	0 ＝从来没有	1 ＝偶尔几天有	2 ＝经常有（过去两周里，多于 1 周有）	3 ＝几乎每天有
1	做事缺乏兴趣				
2	感到沮丧、失落、绝望				
3	睡眠不好，睡眠不深或睡眠不足				
4	感觉疲惫				
5	食欲不好，或者暴饮暴食				
6	感觉自己失败，或感觉给自己或者家庭带来失败				
7	阅读或者看电视时不能集中注意力				
8	他人可以察觉到你说话或者移动速度变慢了，或者跟往常比因为烦躁不安而走动增多				
9	有自杀的念头或者想用某种方式伤害自己				

注：轻度患者：5 ～ 9 分；中度患者：10 ～ 19 分；重度患者：＞ 20 分

附录3 综合医院焦虑抑郁量表（HAD）

情绪对大多数疾病的发生、发展起着重要作用，如果医生了解您的情绪变化，他们就可以更加全面地了解您的病情，从而给您更多的帮助。请您根据近一个月的感受回答如下问题：

A. 综合医院焦虑情绪测定题（_______分）

我感到紧张（或痛苦）（3→0分）

a. 几乎所有时候； b. 大多数时候；

c. 有时； d. 根本没有

我感到有点害怕，好像预感到有什么可怕的事情要发生（3→0分）

a. 非常肯定和十分严重； b. 是的，但并不严重；

c. 有一点，但并不使我苦恼； d. 根本没有

我的心中充满烦恼（3→0分）

a. 大多数时间； b. 常常如此；

c. 时时，但并不经常； d. 偶然如此

我能够安闲而轻松地坐着（0→3分）

a. 肯定； b. 经常；

c. 并不经常； d. 根本没有

感到一种令人发抖的恐惧（0→3分）

a. 根本没有； b. 有时；

c. 很经常； d. 非常经常

我有点坐立不安，好像感到非要活动不可（3→0分）

a. 确实非常多； b. 是不少；

c. 并不很多； d. 根本没有

我突然有恐慌感（3→0分）

a. 确实很经常；　　　　b. 时常；

c. 并非经常；　　　　d. 根本没有

B. 综合医院抑郁情绪测定题（______分）

我对以往感兴趣的事情还是有兴趣（0→3分）

a. 肯定一样；　　　　b. 不像以前那样多；

c. 只有一点儿；　　　　d. 基本上没有了

我能够哈哈大笑，并看到事物有趣的一面（0→3分）

a. 我经常这样；　　　　b. 现在已经不大这样了；

c. 现在肯定是不太多了；　　　　d. 根本没有

感到愉快（3→0分）

a. 根本没有；　　　　b. 并不经常；

c. 有时；　　　　d. 大多数时间

我好像感到人变迟钝了（3→0分）

a. 几乎所有时间；　　　　b. 经常；

c. 有时；　　　　d. 根本没有

我对自己的外表（打扮自己）失去兴趣（3→0分）

a. 肯定；　　　　b. 经常；

c. 并不经常；　　　　d. 根本没有

我怀着愉快的心情憧憬未来（0→3分）

a. 差不多是这样做的；　　　　b. 并不完全是这样做的；

c. 很少这样做；　　　　d. 几乎从来不这样做

我能欣赏一本好书或一段好的广播或电视节目（0→3分）

a. 常常；　　　　b. 有时；

c. 并非经常；　　　　d. 根本没有

HAD给出了2套测定题，可分别评定焦虑和抑郁的状况，每个项目分 4 级评分。将 2 套项目分别叠加即得出各自的总分。其中 A 代表焦虑项目，B 代表抑郁项目。

总分 0 ～ 7 分代表正常；

总分 8 ～ 10 分表示轻度抑郁和（或）焦虑；

总分 11 ～ 14 分表示中度抑郁和（或）焦虑；

总分 15 ～ 21 分表示严重抑郁和（或）焦虑。